じっぴコンパクト文庫

一生「疲れない」姿勢のつくり方

仲野孝明

実業之日本社

はじめに

突然ですが、「疲れやすくなったなぁ」と感じたのは、何歳からですか？　その小さな不調が始まったのは、何年前ですか。

すぐに疲れて、好きなスポーツを楽しめない。
デスクワークの姿勢がつらくて、仕事がはかどらない。
子供をもっと抱っこしてあげたいのに、できない。
どうも最近、体がだるい。

そういう感覚は、高校生のころの自分にもありましたか。
ここで一度、高校時代だった18歳の夏を思い出してみてください。そのころ運動していた自分の体と、いまの体を比べてみて、ギャップを感じませんか？

肩こりや腰痛がなかったな。集中力が下がったかも。冷え性がひどくなった。肩が重い。むくみやすくなったな。仕事で疲れて、休日は何もしなくなったな。そんなふうに感じていますか？

慢性的なプチ不調だと、病院にいくほどではないと思ってそのままにしておく人がほとんどでしょう。ましてや疲れやすさなど、老化のひとつだとあきらめてしまっているかもしれません。

しかし、小さな違和感は年齢と共にどんどん大きくなり、将来の深刻な病気やけがにつながってしまいます。


老化の曲がり角、それが38歳です。

あなたが18歳だったころから38歳までの20年間で、体の感覚にどれくらいのギャップを感じますか？

その20年間での衰え方は、38歳以降、なんと3倍もの速度で進んでいきます。

体はどんどん疲れやすくなり、いまの不調は大きくなる一方です。

あなたは現在、おいくつですか？

このままの生活を続けた場合の、20年後の自分を想像してみてください。ほとんどのかたが、将来に不安を抱えてしまうでしょう。

しかし、そんなことにならないための方法があります。

それが、「正しい姿勢をつくること」なのです。

姿勢は良くも悪くも、あなたの体に多大な影響をあたえます。疲れやすさやプチ不調は、「正しい姿勢」で改善できます。その効果は絶大です。一方、「悪い姿勢」は、あなたの不調をますます悪化させます。

肩こり、腰痛、慢性疲労、むくみや冷え性などの、ちょっとした体調不良。**これらマイナートラブル（故障とはいえない不具合）の99％は、間違った生活習慣によって引き起こされています。**日々の習慣が悪い姿勢につながり、悪い姿勢が不調を促進させるのです。

小さな不調は、一生付き合っていく自分の体からのサイン。それをどうか、見逃さないでください。

そのサインにきちんと向き合えば、人生でもっとも元気だったころの自分に、もう一度戻ることができます。

そうやって何千、何万人のかたが、姿勢を、さらには人生を変えてきたのを目の当たりにしてきました。

だからこそ私は、このことを一刻も早く、ひとりでも多くのかたにお伝えしたいのです。

この本は、20年後の自分と今の自分のギャップをなくすための、姿勢のつくり方を書いた本です。それは、いまと20年前の体のギャップを埋める方法でもあります。

「姿勢なんて長年の癖なんだから、変えるのは相当苦労しそう」

「たかが姿勢で、体調が変わるなんて思えない」

たしかにそう思うでしょう。いつもより姿勢を意識して座ってみたり、頑張ってねこ背を伸ばしてみても、それを継続させるのはむずかしいものです。

でも、そう感じているあなたにこそ、この本を読んでいただきたいのです。

病院に行くほどではないけれど、ささいな不調で仕事のパフォーマンスが落ちているかた。さんざん通院してその場限りの治療を繰り返しているかた。

正しいプロセスを踏めば、あなたの姿勢は必ず改善します。姿勢が改善すれば、体調の変化を必ず実感できます。

いままで、あなたがさまざまな医療機関で受けてきた治療は、痛みに対する対症療法だったのではないでしょうか。

対症療法では、急場はしのぐことができても、再発の可能性をなくすことはできません。なぜなら正しい姿勢を継続させることができないからです。一過性の対処では、おおもとの解決にはなっていないのです。

長年の癖を直す唯一の方法

私のお伝えする方法は、２つの観点から成り立っています。ひとつは、くずれた姿勢を正しい形に「改善」すること。もうひとつは、正しい姿勢を「保つ」ことです。

この２つを並行して意識すれば、必ず効果がでます。

一見当たり前に思えるこのことが、長年の習慣で癖になった姿勢を直す、唯一の方法なのです。

15万人のクライアントを治療しながら試行錯誤してたどり着いた私の方法を、この本でお伝えします。

まずは自分の体に向き合うことからはじめてください。そのための「姿勢テスト」をこのあとにもうけました（P27〜）。ぜひ、それだけでもいいので実践してみてください。

もしこのテストで、姿勢が悪いという結果が出たら、この本を読み進めてください。あなたの役に立つことがたくさんあるはずです。

第1章では、姿勢が悪いことが、なぜ体によくないのか、また体にどんな影響が出るのかを具体的に記しました。

逆にいえば姿勢を正すことで、どんな不調を改善できるのかが、この章でわかります。

第2章では、自分の体は正しい姿勢とくらべてどこがおかしいのかを確認してください。

そして、**なぜその姿勢になったのか、なにが自分の姿勢を悪くしているのか、その原因を探ります。**

それらの原因は、年齢のせいではありません。問題の根本は日々の習慣であり、その習慣はふだんの環境が作り上げています。

ノートパソコンを使っている。苦手な人が隣にいる。そんなことでも、姿勢はくずれます。

あなたの日常で、あなたの姿勢を悪くしているものが必ずあります。そこから見直していきましょう。


すでに悪くなってしまった姿勢は、ストレッチで改善できます。「ストレッチ」という言葉で、めんどうな印象を抱いたかた、心配はいりません。

1日1回、たったひとつ、自分が気持ちいいと感じるストレッチを始めるだけでいいのです。

昨日は疲れてできなかった…そんな日があっても大丈夫。1日途切れたから振り出しに戻った、とがっかりする必要はありません。

昨日よりも動いたぶんは、すべて運動です。それがわかると、気楽に始められませんか？

次の第3章では、日常生活に取り入れてほしい、「疲れない」姿勢のつくり方を紹介します。

正しい座り方、立ち方、歩き方など、これらを習慣にできれば、まさに体も気持ちも元気になるメソッドです。

それはどれも、ストレッチを始めたその日から、いいえ、まさにこの本を手にしたその瞬間から、意識してほしいことばかりです。

とくにデスクワークに従事する人が多い現代は、座り方のせいで多くの体調不良が起きているといっても過言ではありません。

そして第4章では、姿勢以外に健康に役立つ生活習慣について記しています。姿勢を正すことに、どれかひとつでもプラスしてもらえれば、あなたの健康はより高まるはずです。

変わるのは、姿勢だけでなくあなたの生き方

たったひとつのストレッチから始めたクライアントでも、いまではすっかりいい姿勢に変わっている人ばかりです。

さらに驚くべきことに、その人たちの人生は、姿勢を変えてからどんどん好転してゆくのです。

「肩こり腰痛がなくなって、仕事が前よりずっとはかどります」
「姿勢が変わって見た目の印象がよくなり、営業成績が伸びました」
「寝起きが楽になり、朝型の生活に変わりました」
「体調がよくなったので、運動を続けられ、12キロもやせました」

これらは私がクライアントからいただいたお言葉の、ほんの一部です。
感謝の笑顔と一緒に、涙までうかべるかたもいらっしゃいました。姿勢を変えて、人生までも好転させたクライアントの姿を、何万人と目の当たりにしてきました。

姿勢が変わると、人生が変わる。

こんなふうに言うと、大げさに聞こえるかもしれません。

しかしこれこそが、わたしが小さなころから現場を見てきてたどり着いた結論でもあるのです。

なぜ姿勢で人生が変わるのか

最後に少し、私自身についてお話させてください。

私は、大正15年から90年の臨床（治療）実績を持つ仲野整體《せいたい》の4代目として生まれました。

祖父と父は藍綬褒章を受章している臨床家で、叔母は日本料理研究家。そんな大人たちに囲まれて、幼少期から徹底的なヘルシー志向の生活を送ってきました。また明治生まれの祖母は躾にも厳しく、姿勢を正すために背中に物差しを入れられたこともありました。

今思えば、現在の私の仕事や生き方につながることを家庭で教えられながら育ったのです。

父のもとで治療家としてのスタートをきったかけ出しの頃に、ある65歳のクライアントに出会いました。

大変な腰の痛みを抱えて、いくつもの病院や整形外科を転々としたのち、父のところへやってきたかたです。

私は彼に、悪い姿勢の見本イラストを使って「あなたのこんな姿勢が、いまの痛みの原因です」と伝えました。それを聞いた彼は悲しそうな顔で、こうおっしゃったのです。

「頑張るけど、僕は20歳でこのことを知っていたら、45年間も腰痛に苦しむことはなかったんだよなぁ」

もっと早く出会っていれば。

そう言っていただけることは、とても光栄なことです。しかし私には過去まで変えることはどうやってもできません。

この当たり前のことに自分の限界を感じる一方で、「でも自分の仕事で、この45年をつめられるかもしれない」と思ったのです。

元気だったころの体に少しでも戻るお手伝いができる。**それはつまり、クライアントの将来を、痛みや不調と無縁のものに変えられるということ。**それが私の仕事だと、その日はっきりと自覚しました。

次ページの表をご覧ください。20歳を境に下降する先には、医療に依存する将来が待っています。

ですが、今から生活のなかに少しでもこの本の内容を取り入れていただけたら、健康自立の未来に軌道修正できるのです。

38歳以降に急激に低下する体力を、極端に下げることなく80歳前後まで維持できれば……。それがどれだけすばらしいことか、少し想像してみれば、誰よりもあなた自身がわかるはずです。

自分が20年後もやっていたい、大好きなことがありませんか。
もう一度やってみたいけどあきらめていた、20年前の楽しみはありませんか。

趣味の山登り、大好きな旅行、週末の野球やサッカー。それらを楽しむ20年後

2つの将来“健康自立”と“医療依存”

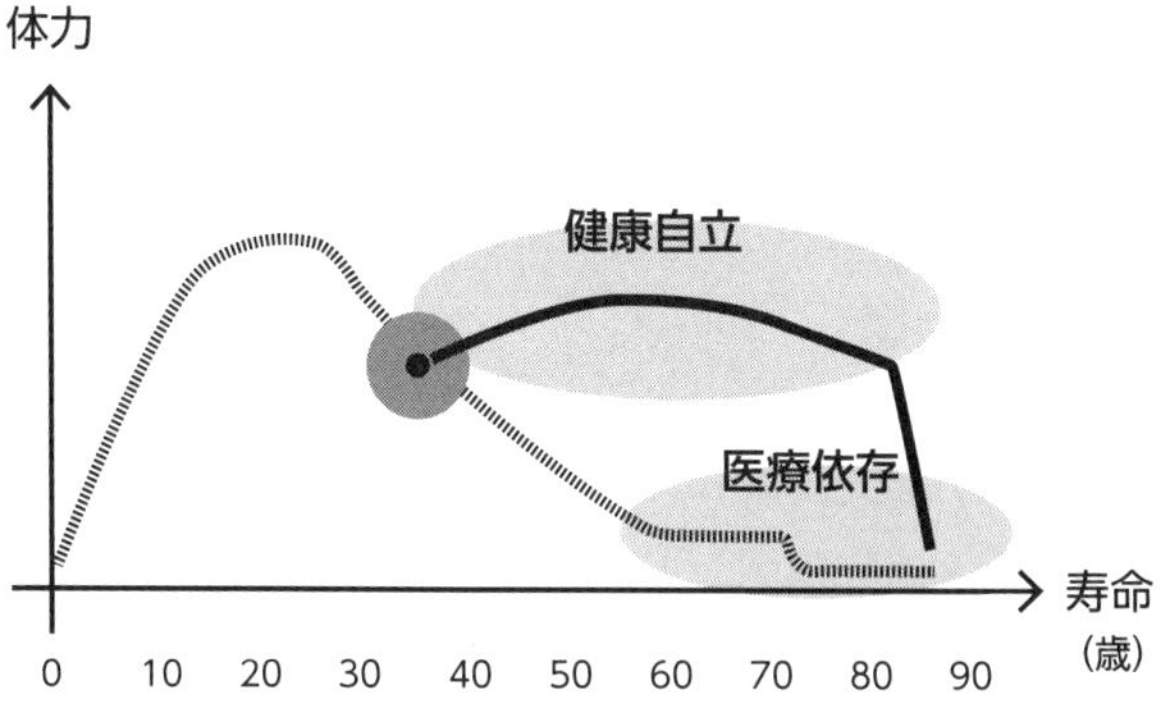

のあなたを想像して、わくわくした気持ちになりませんか。私がお伝えするのは、そこにつながる方法です。

20年先は果てしない将来に思えるでしょう。

ですが、姿勢を変えることがきっかけとなり、2か月もすれば体調の変化を実感するはずです。

あなたの知り合いのなかで、もっとも元気な人をひとり、思い浮かべてください。いつもてきぱきと仕事をこなし、はきはきとした声で話すその人は、休日は家族や友達と充実した時間を過ごしているでしょう。

彼は、彼女は、どんな姿勢をしていますか？

すっと背すじが伸びた姿をイメージするのではないでしょうか。その人とあなたのギャップは、これまでの生活習慣の違いが生み出したものです。そのギャップを、いまから埋めていくことができるのです。

10年後、いえ、それほど遠くない将来、周りにとってはあなたがもっとも元気な知人となっていることでしょう。

さあ、ページをめくってください。それが、今よりずっと元気なあなたになるための第一歩です。

２０１６年４月

仲野整體東京青山院長
姿勢治療家®　仲野孝明

目次

はじめに …… 2

姿勢テスト

正しい姿勢かどうかが一発でわかる「姿勢テスト」 …… 28

どれだけ姿勢が悪くなっている？　あなたの「姿勢年齢」をテスト …… 30

第1章 その姿勢が、あなたの体を疲れさせる

●日本は世界有数のねこ背大国！ …… 46

●姿勢で変わるのは印象だけではない …… 49

●全身の不調や老化は、すべて姿勢が原因だった!! …… 50

●背骨は第2の脳……52
●間違った姿勢は骨や筋肉を老化させる……55
●筋膜の癒着で、動きはどんどん制限される……56
●肩こり、首のこりの99％は姿勢が原因……58
●腰痛、ぎっくり腰は「歳のせい」ではない……60
●いつも疲れていたり朝からだるいのはなぜ？……62
●腰と背中を起こして呼吸してみよう……63
●原因不明の頭痛や疲れ目も背骨のゆがみが原因！……64
●首の神経が圧迫されると疲れ目に……66
●そのぽっこりおなかは、肥満でなく姿勢が原因……66
●肥満ぎみの人はとくに丹田が大切……68
●姿勢で便秘も治る……69
●冷え、肌荒れ、むくみ、生理痛も姿勢で改善！……69

●側弯症でも、毎日の工夫で姿勢はよくなる……72
●内臓の病気で背中や腰が痛むことも……75

第2章 疲れきった姿勢を戻す！ 1日1分のストレッチ

●まずは自分の姿勢を知ることから……80
●身長を測るときの感覚で立つ……80
●立ち姿を写真に撮ろう……81
●正しい姿勢と見比べてみよう……82
●あなたの姿勢はどこがヘン？……84
●座り仕事は万病のもと……86
●人はそもそも、立って生活するのが標準……88

●環境を整えれば、絶対にリバウンドしない……89
●ぽっこりおなかを悪化させる座り方……90
●姿勢がいいのに首や肩がこる人……92
●正しい姿勢をマスターしよう……96
●疲れない姿勢の感覚……97
バルーンストレッチ……98
もも裏ストレッチ……100
天使のはねストレッチ……102
ひざ抱えこみストレッチ……104
足首クロスストレッチ……106
あぐらストレッチ……108
座り前屈ストレッチ……110
L字開脚ストレッチ……112

首まわしストレッチ……114
骨盤まわし……116
股関節ストレッチ……118
ポールストレッチ……120
バンザイストレッチ……122

第3章 オフィス&自宅の環境づくりで一生リバウンド知らず!

●正しい座り方、立ち方で、疲れない姿勢づくり……126
●「1日でいちばん長く過ごす姿勢」が、あなたの姿勢をつくる……127
●意識するのは背中じゃない……128
●足を組んで美しく座るのは姿勢上級者向け!……130

●イスと腰の間にできる三角形……132
●体に環境を合わせることを常識としよう……133
●ノートパソコンを使う人はキーボードを外づけにする……134
●資料を中央に置き、1時間に1回は席を立つ！……136
●モバイル機器が増えると肩こり患者も増える……138
●正座は最強のストレッチ。短時間でも毎日やろう……140
●正しい姿勢がつらくなったら、すぐに寝よう！……142
●デスクワークが長い人のための姿勢サポートアイテム……144
●立ち仕事が多い人は立ち方さえ直せばいい……146
●歩くのが遅い人は立ち方に問題あり……147
●角質やマメ、タコはゆがみのサイン……147
●バッグの工夫で背骨への負担を軽減……149
●筋力ではなく反射で歩く……150

●靴は靴底が適度に曲がるものを選ぶ……152
●足指力を高めればハイヒールもつらくない……154
●難易度の高い靴は場面に合わせてはき替える……156
●足指がきれいな立ち姿をつくる……157
●足をケガしたことがある人は足首をまわそう……158
●立ち仕事が多い人のための姿勢サポートアイテム……160

第4章 一生ラクな体でいるための習慣とメンタル

●5つの習慣で、疲れにくい体をつくる!……164
●睡眠不足を解消すれば体はもっと若返る!……164
●ちょうどよい睡眠は7時間30分……165

●睡眠不足度をチェックしてみよう 166
●硬い寝具のほうが寝返りしやすい 168
●ベッドは何年か使うとスプリングが劣化する 168
●すっきり起きられない人は枕を見直す 169
●高すぎる枕が姿勢を悪くする 170
●姿勢がいいと深い呼吸が自然にできる 172
●通勤中や仕事中に1日1回でも深呼吸する 174
●メニューよりも素材を選ぶ習慣を 175
●食材から健康の好循環を生もう 176
●運動を続ける秘訣は、先に姿勢を変えること 177
●早めにはじめるほど骨の老化を防げる 178
●昨日より動いたぶんはすべて運動だと考える 180
●気分と姿勢の関係 181

●イライラしたら、一度背すじを伸ばしてみる……182
●姿勢が変わると、自分のやりたいことが見えてくる……183
●体を見直す時間は、人生を見直す時間……185

「疲れない」姿勢づくりのためのTO DO LIST 36

姿勢テスト

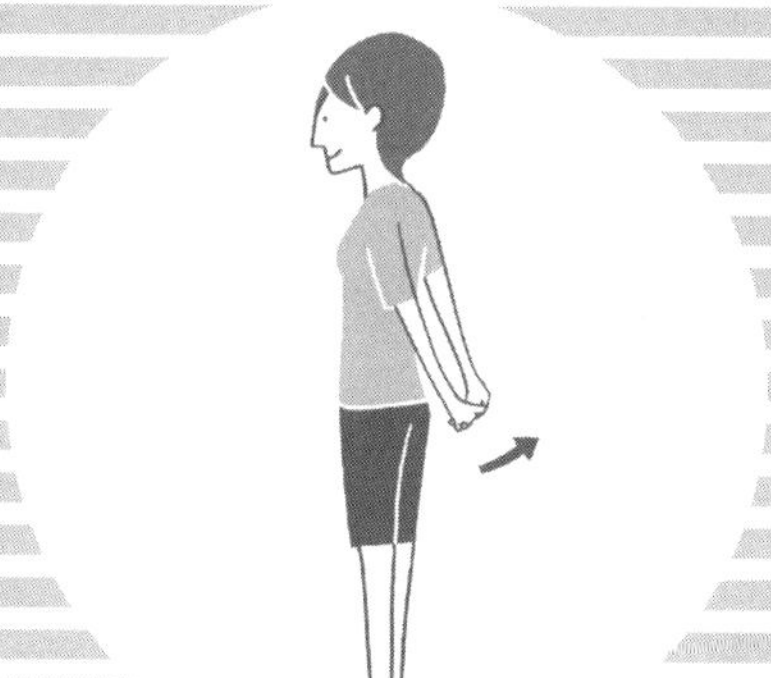

●正しい姿勢かどうかが一発でわかる「姿勢テスト」

あなたの姿勢は正しいのか、悪いのか。本書を読むにあたって、まずはこれを知る必要があります。正しい姿勢であれば、本書を読む必要もないでしょう。

最初に、2つのテストをご用意しました。ひとつめが「姿勢テスト」です。スペースも時間もとらない簡単なテストですので、ぜひ試してみてください。

壁に背をつけて、あごをひいた状態で、力を入れずに立ちます。ただこれだけです。このとき、頭と肩、かかとのほかにおしりとふくらはぎが壁につけばＯＫ。

どこか1か所でもつきにくい場合は、日ごろから立ち方が悪く、体がゆがんでいる、つまり「姿勢が悪い」ということになります。

いかがでしたか？　いずれの結果が出た人もふたつめのテストを行なってください。特に「姿勢が悪い」というジャッジになったかたは、次の「姿勢年齢テスト」で、どれだけ悪いか、その度合を確認してみましょう。

このテストは正しい姿勢へと改善できているかを判断する方法としても、役立ちます。できれば2週に1回、変化をチェックしましょう。

姿勢テスト

あなたは５点すべてつきますか？

立ち方のPoint

あごはしっかりひいた状態で、壁に頭をつける。身長を測るときのように耳の後ろを上に引き上げるようなイメージ（P96）

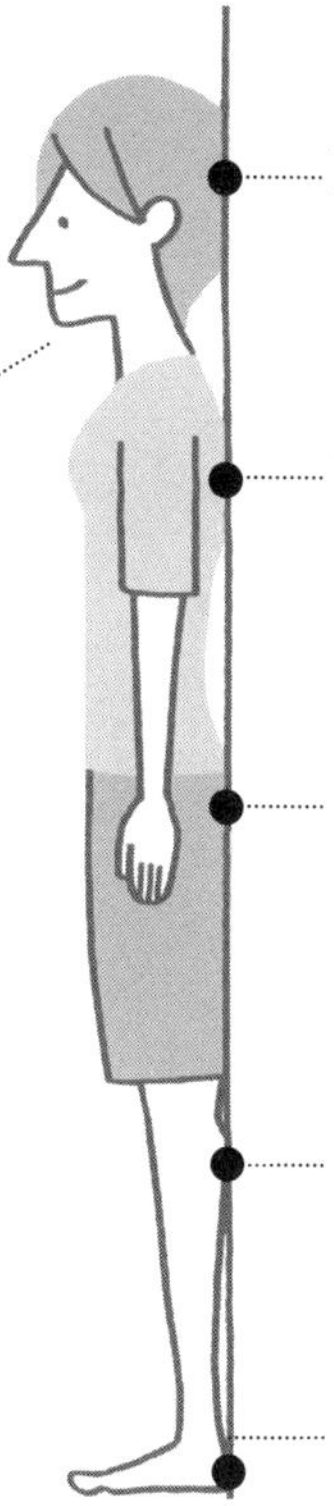

頭

肩

肩甲骨全体が壁につくかどうかをチェック。ねこ背が原因で肩がつきにくい人が多い

おしり

ふくらはぎ

ふくらはぎの裏がつかない人は、ひざが曲がっている証拠

かかと

壁を使って正しい姿勢かどうかをチェックします。
頭、肩、おしり、ふくらはぎ、かかとの5か所は壁についていますか？

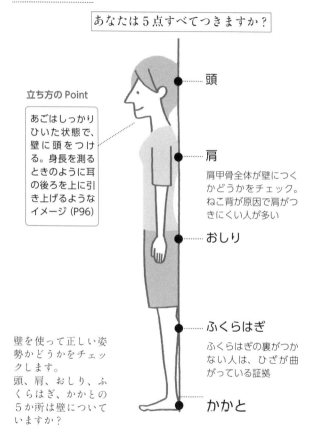

●どれだけ姿勢が悪くなっている？　あなたの「姿勢年齢」をテスト

残念ながらこのテストで姿勢が悪いという結果が出た人は、「気がつくといつもねこ背になってしまう」「周りからよく指摘される」と、すでに自分でも認識されているかもしれません。

しかし、果たして「どのくらい悪いのかどうか」までは、自分でもわかりにくいものではないでしょうか。

そこでまず、今の自分の姿勢年齢を、客観的に知るテストをしましょう。このテストで年齢が高く出れば出るほど姿勢悪化の度合いも高く、体の老化が進んでいるということになります。

次にあげる10のチェック項目で算出された年齢をすべて合計し、P41～P44で、結果をチェックしましょう。

さきほどのテストで姿勢が正しいというジャッジになったかたも、問題がないかどうかの最終確認だと思って、ぜひ試してください。

CHECK 1
両手を後ろで組む

両腕を後ろにまわして、手を組み、外側に返す。胸をはって、組んだ手をできるだけ高く引き上げてみましょう。ほとんど上がらない人は、背中が丸まっている証拠です。

ここをCHECK

胸をはった状態で、斜め30度以上まで手を上げられる
……**プラス0歳**

斜め30度未満しか、手が上がらない
……**プラス3歳**

後ろで両手を組むことができない
……**プラス5歳**

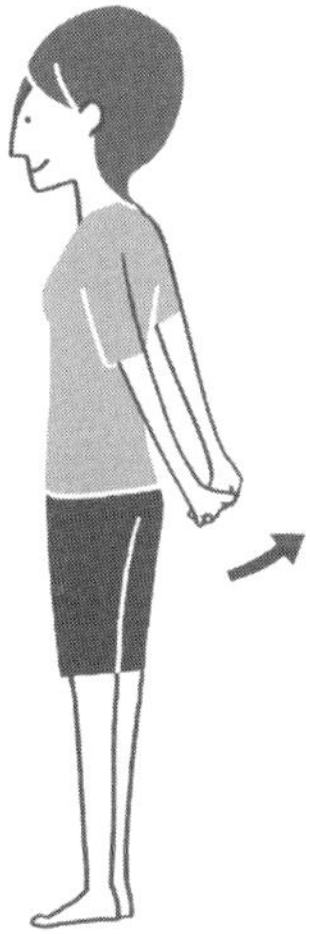

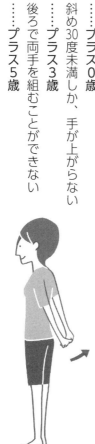

CHECK 2

正座する

正座がきちんとできるかのチェックです。足首を伸ばして甲《こう》を床につけ、背すじをまっすぐ伸ばします。これができなければ、姿勢年齢はかなり高めです。ちなみに正座の際に、左右どちらかに重心をかけた座り方や、足を外側に開いた〝女の子座り〟はNGです。

ここをCHECK

正座ができる
……プラス0歳

正座できるが、5分以上は維持できない
……プラス3歳

正座ができない
(足首を伸ばせない、ひざが痛むなど)
……プラス5歳

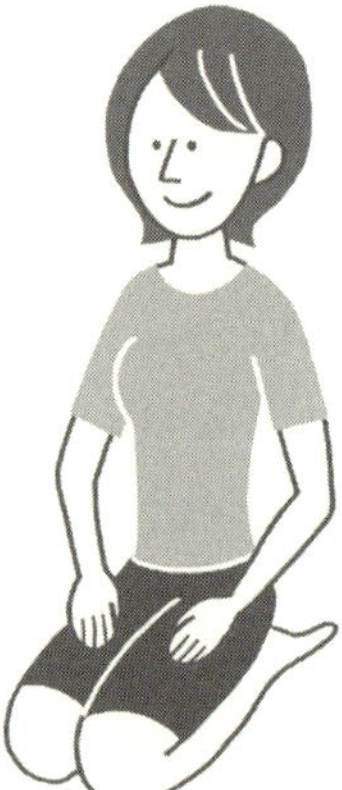

CHECK 3

前屈する

柔軟性チェックの基本といえば〝前屈〟です。ひざを曲げずに、上体をどれだけ曲げられますか？　30代までは、手のひら全面が床につくのが理想的。手が床に届かない人は、体を正しく使えていないため、老化が進んでいるといえます。

ここをCHECK

手のひらが床につく
……**マイナス3歳**
指のつけねまで床につく
……**プラス0歳**
指先がぎりぎり床につく
……**プラス2歳**
手がまったく床につかない
……**プラス5歳**

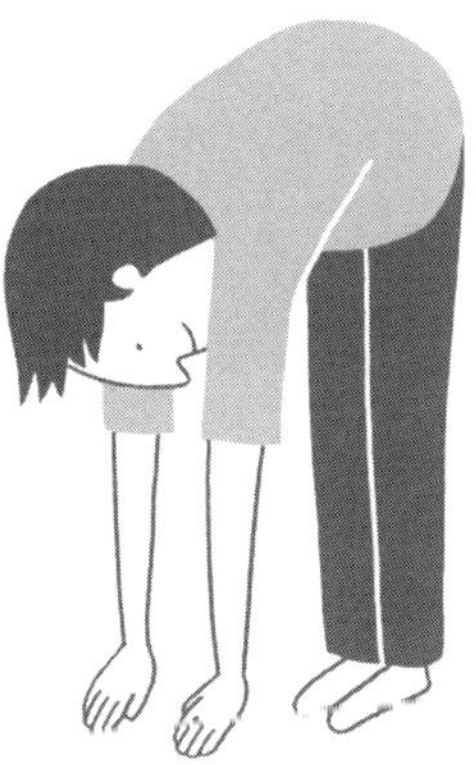

CHECK 4

首を左右にまわす

イスに座って、首を左右にひねってみましょう。めいっぱいひねったところで、左右の視野に違いがないかをチェックします。視野が異なる場合は、首の筋肉を左右均等に使えていない証拠です。

ここをCHECK

左右の視野が同じである
……**プラス0歳**
左右の視野が違う
（左右どちらかに、首がまわしにくい）
……**プラス3歳**

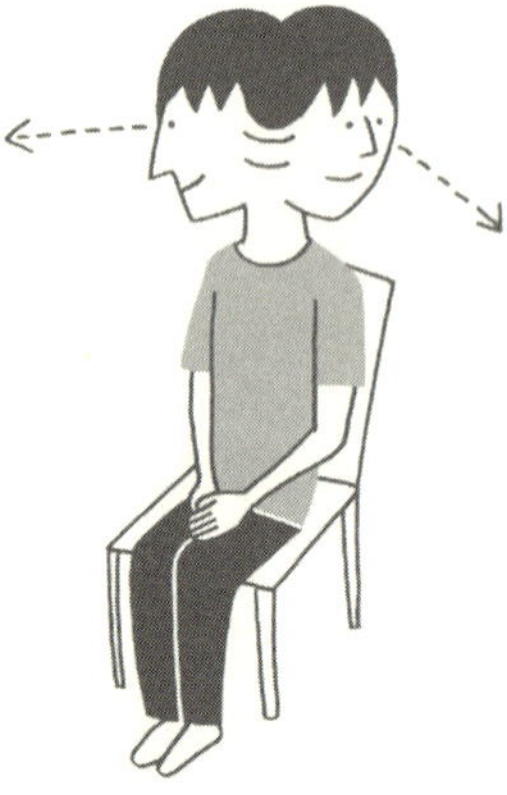

CHECK 5

背中の痛み

背中、とくに肩甲骨まわりに痛みを感じるのは、背骨がゆがんでいることが原因です。痛みが強かったり、しびれをともなう場合は、ゆがみが進んでいるといえます。

ここをCHECK

背中の痛みはまったくない
……プラス0歳
背中が痛むことがある
……プラス3歳
背中がしびれるように痛むことがある
……プラス10歳

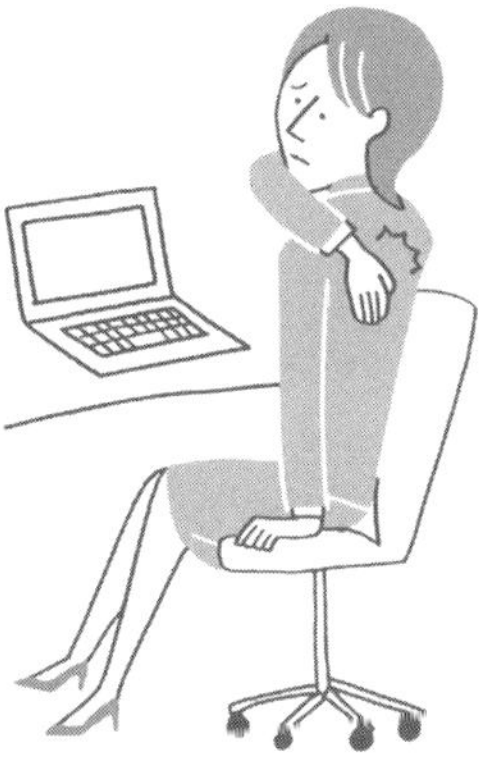

CHECK 6

階段の上り下り

「階段がつらい」という人は多いですが、健康な体なら、本来はありえないことです。息切れしたり、ひざが痛む人は、全身の機能が著しく衰えていると考えていいでしょう。

ここをCHECK

階段の上り下りが難なくできる
……**プラス0歳**

階段の上り下りがつらく、息が上がることがある
……**プラス3歳**

階段を下りるときに、ひざが痛むことがある
……**プラス10歳**

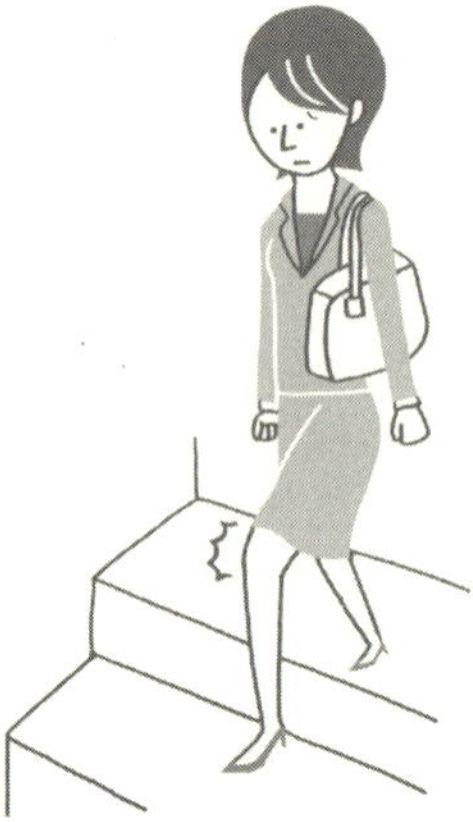

CHECK 7

足の裏

意識しないと普段はあまり見ることのない、足の裏。足の裏には、歩き方や姿勢の長年の習慣が、はっきりと表れるものです。足の裏の皮膚が硬くなっていないか、マメやタコなどがないかをチェックしてみましょう。

ここをCHECK

足の裏の皮膚がやわらかい
……プラス0歳

足の裏に、角質が硬くなっている箇所がある
……プラス2歳

足の裏にマメやタコがある
……プラス3歳

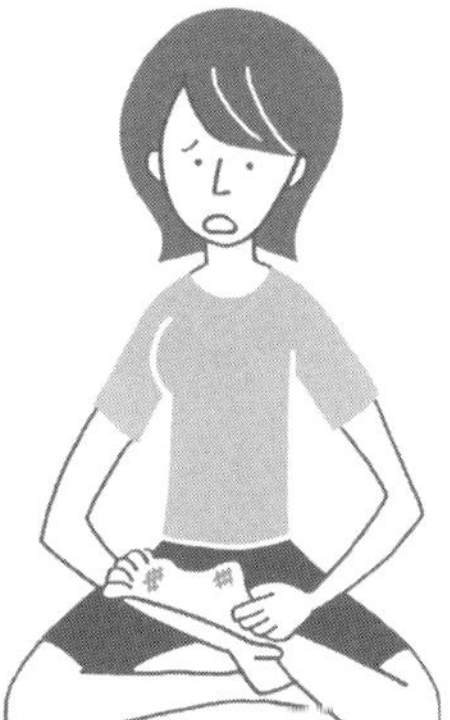

CHECK 8

デスクワーク

あなたの仕事は、デスクワークが中心でしょうか。毎日長時間パソコンに向かっている人は、姿勢が悪く、体が老化している可能性が高いです。

ここをCHECK

デスクワークはない。またはスタンディングデスクを使う
……**マイナス3歳**

デスクワーク中、2時間に1回は席を立つことが多い
……**プラス0歳**

デスクワーク中、2時間以上同じ姿勢で過ごすことが多い
……**プラス3歳**

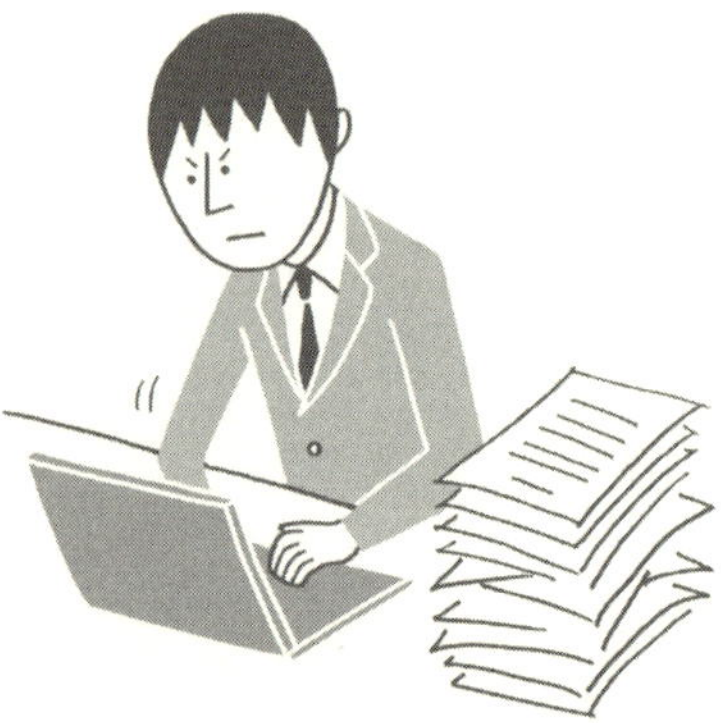

CHECK 9
運動歴

「塾通いや受験勉強で、運動する時間があまりなかった」「運動が苦手で、家のなかで遊ぶことが多かった」という人もいらっしゃると思います。

しかし小学校～高校生までのあいだは、体の基礎をつくる大切な時期。この時期に体を動かしていなかった人は、大人になってから、体のゆがみや衰えが顕著に現れる傾向にあります。

ここをCHECK

部活動やクラブで運動をしていた
体を動かすことが好きだった
……マイナス5歳

体育の時間以外、運動をしていなかった
……プラス5歳

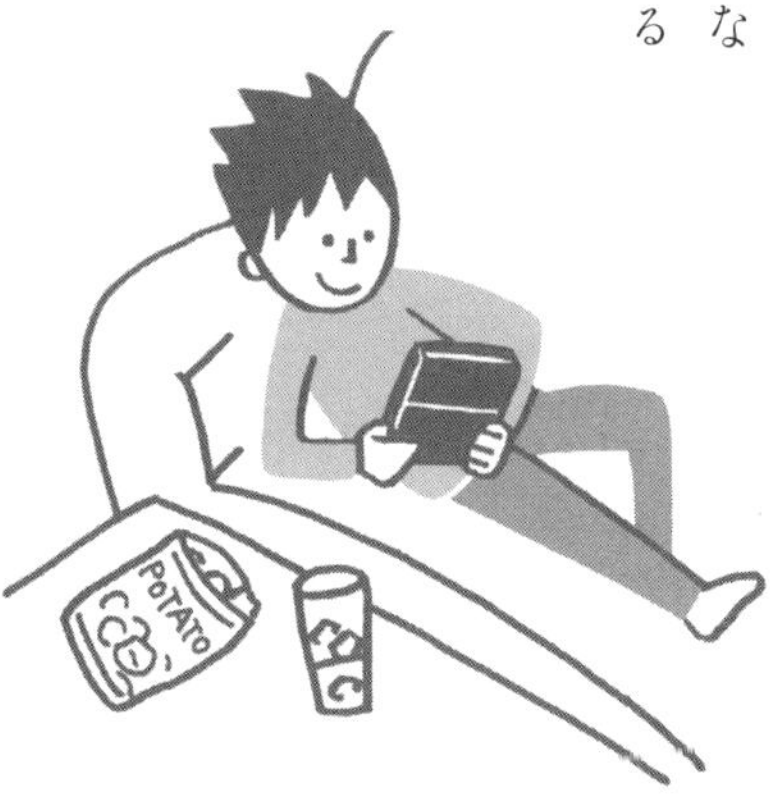

CHECK 10

過去のケガ

過去に骨折やねんざをした箇所は、一見治っていても、機能が十分に回復していない場合があります。すると体の使い方がアンバランスになり、腰痛や頭痛などの不快な症状の原因になることがあります。

ここをCHECK

ケガをしたことがない。または、ケガしたことはあるが、違和感は残っていない
……プラス0歳

ケガをした箇所が動かしにくかったり、いまも痛むことがある
……プラス3歳

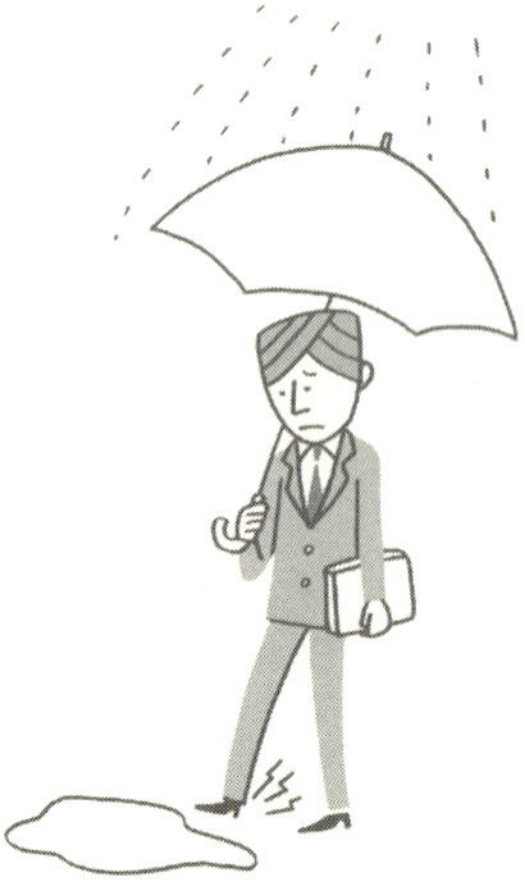

●実年齢との差で、あなたの姿勢悪化度がわかる！

1～10までで算出された年齢を合計し、あなたの実年齢に加算してください。それが、いまのあなたの姿勢年齢となります。

実年齢との差が5歳未満の人

姿勢がよく、健康な生活を送れています。

いまの生活を維持しましょう。姿勢がよく、体調はほぼ万全ではないでしょうか。この姿勢を維持していれば、体の老化を防げます。

ただし、ライフスタイルが大きく変わると姿勢が悪くなることも。よい姿勢を保つ意識は、つねに忘れないようにしましょう。

実年齢との差が5～14歳の人

姿勢悪化の兆しあり。

いまのうちに、正しい姿勢に戻しましょう。これまでの生活を、ちょっとふり返ってみてください。

パソコン作業が多くなった、運動不足になっているなど、姿勢悪化の原因がどこかにあるはずです。

早めに姿勢を直し、元気な体をとり戻しましょう。

実年齢との差が15～29歳の人

姿勢が原因で、肩こりや腰痛、頭痛などの症状が出ていませんか？

間違った姿勢により、体調が確実に悪化しています。「仕事のせい」「歳のせい」などと言い訳をして、あきらめていませんか？　このまま放っておくと、つらい症状は増える一方です。

いますぐ姿勢の見直しをしましょう。

実年齢との差が30歳の人

姿勢が原因で、病気になる可能性も……。急いで姿勢対策を!!


自分の姿勢年齢を算出して、びっくりしているあなた。「もう手遅れ」とあきらめてはいけません。

いまのうちに姿勢を見直し、体のコンディションを整えることで、これからの人生が大きく変わっていきます。


みなさん、いかがでしたか？

姿勢に問題があった人は、ぜひこのまま1章から順番にお読みください。テストの結果はよかったけれど、姿勢に不安があるかたは、P96、97と第3章で紹介している正しい座り方・立ち方などを確認してもらい、ふだんの生活で気をつけるポイントをご参照ください。

第1章

その姿勢が、あなたの体を疲れさせる

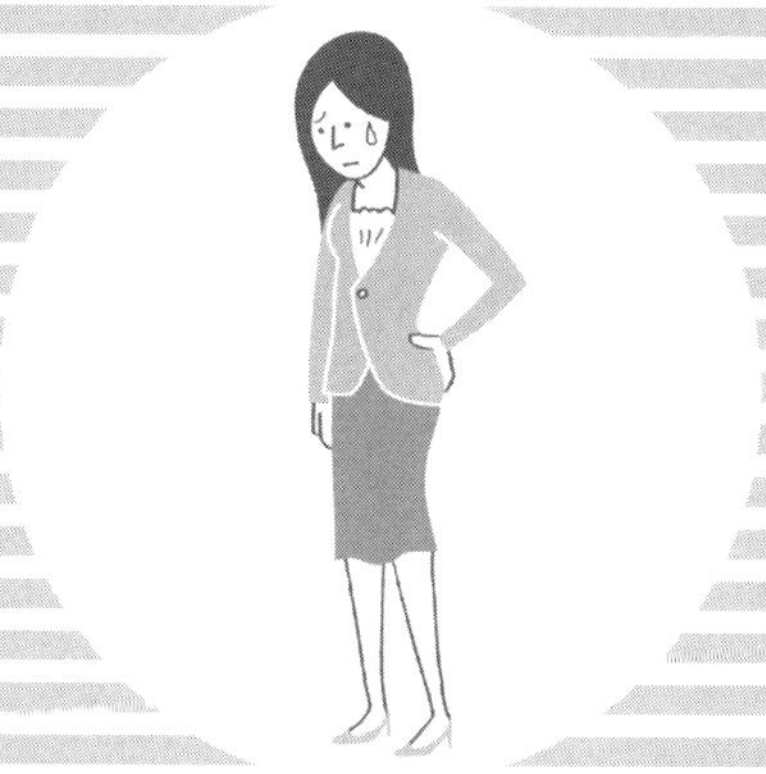

日本は世界有数のねこ背大国！

姿勢が悪いといわれて、まっ先に頭に思い浮かぶのは、ねこ背ではないでしょうか。じつは日本は、世界的に見ても、ねこ背の人が非常に多い国といわれています。

職場や街中で、周囲の人を観察してみてください。

歩いている人、座っている人など、さまざまな動作の人を見てみると、いかに多くの人の姿勢が悪いかに気づいて、びっくりすることでしょう。あなただけでなく、姿勢に問題をかかえた人が大勢いるのです。

その原因は日本人の「骨格がきゃしゃだからだ」という人もいます。しかし、昔からねこ背が多かったわけではありません。

日本人はむしろ、背すじが伸びた正しい姿勢をしていました。ねこ背が多いのは骨格ではなく、ほかに問題があるのです。

かつて日本人の生活は着物とともにありました。**ちょうど骨盤が立つ位置で帯**

ひもを締める着物は、正しい姿勢をとりやすい服だったのです。

その着物を着て、農作業などの仕事をし、食事のときは正座やあぐらをかき、畳や床板のうえに布団を敷いて寝ていました。

仕事中は正しい姿勢を保ちやすい服を着て、休憩時にリラックスした姿勢をとり、就寝時に体のゆがみを整えることが自然とできていたのです。

ではなぜ、日本人の姿勢は変わってしまったのでしょう。

明治時代以降、イスやベッドが中心の西洋の生活様式に、急激に変化したことが、日本人にねこ背が増えた原因ではないかと私は思っています。

誤解してほしくないのは、西洋式の生活が背すじを悪くするのではないということです。むしろいままであれば、ちゃぶ台で背中を丸めて食事するより、テーブルとイスで背すじを正して食事をすることをおすすめしています。

生活が西洋化する流れで、何がいけなかったのかといえば、姿勢を悪くする環境が生み出されたことがよくなかったのです。

まず、洋服を着ることによって、着物を着る機会がめっきり減ってしまいました。ちゃぶ台を囲んで正座やあぐらをかいて食事をしていたところに、座イスが登場し、背もたれに体をあずけながら食事をするようになりました。ゆったりとしたソファでねこ背になりながら低いテーブルを囲んで食事することもあります。就寝時にはふかふかのやわらかいベッドで寝るようになりました。

そこに追い打ちをかけるのが、社会の変化、文明の発展です。

農作業などの体を動かす仕事が社会を支えてきた時代から、**デスクワークなどの座り仕事が経済を支える時代へと変化しました。**

徒歩や走ることがおもな移動手段だったのが、明治以降にクルマや電車など**座りながら移動できる交通手段へと移り変わっていきました。**

夜になっても明るい世界には、体のゆがみを整える就寝時間を削ってまでも楽しみたい娯楽があふれています。

そんな生活の変化、社会の変化に日本人の「姿勢」がついていけなかったのです。世の中が変化していくのは当然のこと、それをとやかく言っては、文明の進化を否定することになります。

とはいえ、われわれの姿勢にとってはよくない状況であることも事実。

では、姿勢が悪いと体はどうなってしまうのでしょうか。

よくない姿勢が引き起こすさまざまな問題をこれから紹介していきましょう。

姿勢で変わるのは印象だけではない

あなたの周りで、いつも元気に前向きに頑張っている人と、暗く元気のない人を思い浮かべてください。どちらの人が姿勢がいいイメージでしょうか。

元気に前向きに頑張っている人のほうが、背すじがピンっと伸びていませんか。

じつはこれ、イメージの問題と片づけることができないほど、実際に姿勢の状態が影響しているのです。

姿勢が悪い人は、落ち着きがない、怒りっぽい、気分が落ち込んでいる、やる気がない、といった傾向があり、体調面でも消化機能、免疫力、視力の低下など不調が起こります。

全身の不調や老化は、すべて姿勢が原因だった!!

姿勢の問題は、見た目の印象の悪さだけではありません。頭痛や慢性疲労、免疫力の低下など、全身の不調に関係しています。

「もう長いこと、肩こりがひどい」「腰痛がなかなか治らない」といった悩み、じつは姿勢が原因だと、考えたことはありますか?

「姿勢のせいなら、深刻に考えなくてもいいかな」と、のんびり構えているわけにはいきません。

よくない姿勢は、骨や関節だけでなく、内臓を含めた体全体の不調につながっているのです。

病気とはいえないまでも、疲れやすい、頭痛が起きやすい、冷え性、便秘といった、慢性的な不調はないでしょうか。

病院に行っても「異常はない」といわれ、市販の薬を飲んでみても、ちっともよくならない……。このような不調の多くは、くずれた姿勢のせいなのです。

悪い姿勢が原因で起こる、代表的な不調

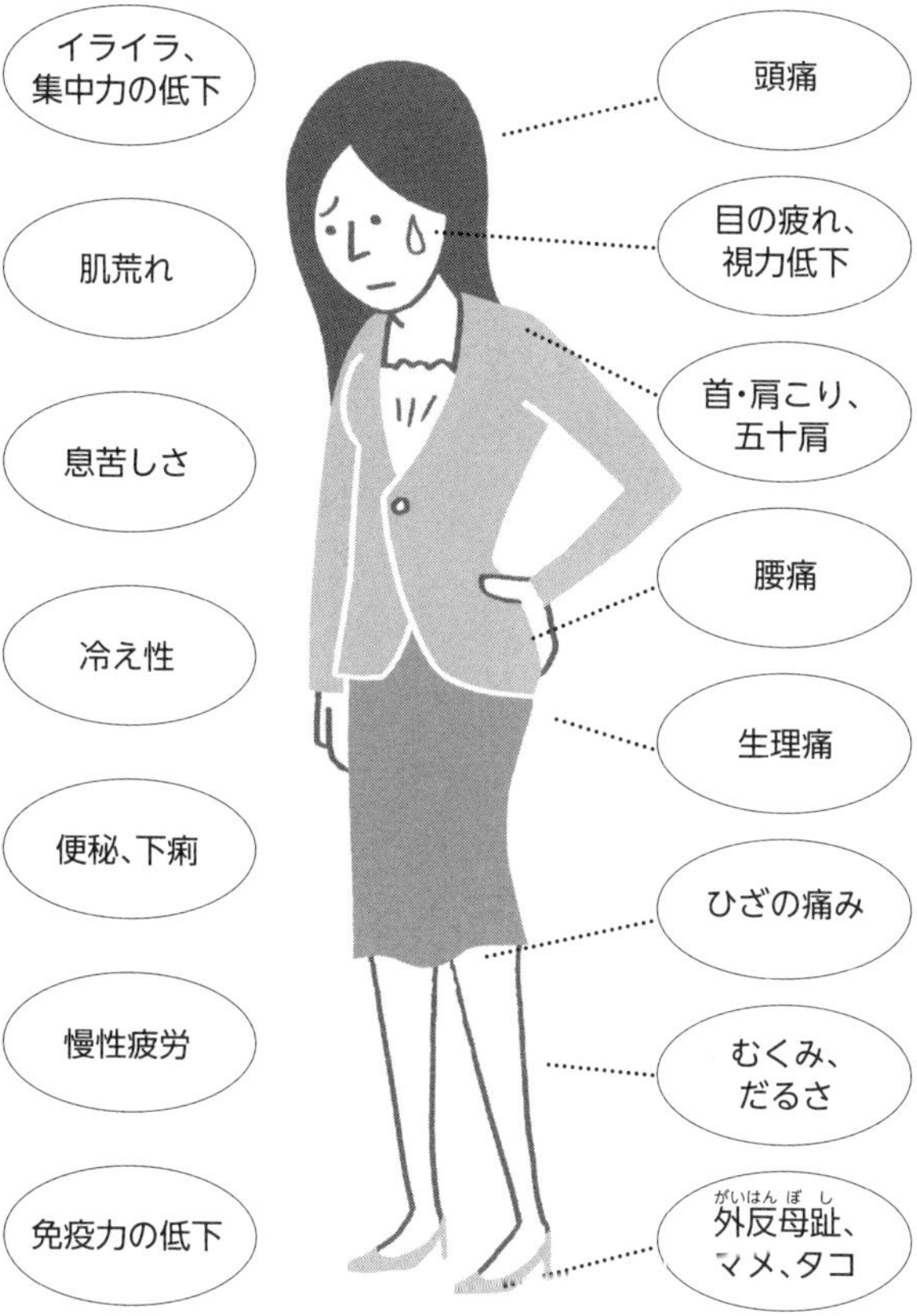
イライラ、
集中力の低下
肌荒れ
息苦しさ
冷え性
便秘、下痢
慢性疲労
免疫力の低下
頭痛
目の疲れ、
視力低下
首・肩こり、
五十肩
腰痛
生理痛
ひざの痛み
むくみ、
だるさ
外反母趾《がいはんぼし》、
マメ、タコ

反対にいえば、そこを解決するだけで、体調の悪さを根本から変えることができるのです。

とくに女性の場合、肌荒れしやすい、むくみやすい、太りやすいなど、外見に関わる問題も、日々の悩みのひとつです。

こういったトラブルも、じつは姿勢と深く関わっています。**高い化粧品や効果的なダイエット法を探すより、姿勢を正すことが、美しくなる近道なのです。**

背骨は第2の脳

どうして、姿勢がよくないだけでさまざまな不調が起こるのか。

それは背骨のなかに神経が通っているからです。

体の後ろ側を、縦にまっすぐ走っている背骨。背骨は、1本の長い骨ではなく、26個もの骨で構成されています。

椎骨《ついこつ》という小さな骨が積み重なっていて、そのあいだには、硬い骨どうしが直接ぶつからないよう、椎間板という軟骨がはさまっています。

ゆがむ位置によって、異なる症状が出る

Cは首の骨（頸椎《けいつい》）、Thは胸の骨（胸椎《きょうつい》）、Lは腰の骨（腰椎《ようつい》）、Sはおしりの骨（仙骨）をさす。それぞれの骨から出ている神経が、全身の各部位につながっているため、どの骨がゆがむかにより、現れる症状は異なる。

目・鼻・口の不調
疲れ目、視力低下、ドライマウス、歯周病　など

肺の不調
息苦しさ、気管支ぜんそくの悪化　など

心臓の不調
動悸、息切れ、めまい　など

消化器系の不調
胃もたれ・胃痛、便秘、下痢、二日酔い　など

泌尿器系の不調
腎臓の機能の低下、残尿感など

生殖器の不調
女性
生理痛、生理不順　など
男性
性欲減退、ED　など

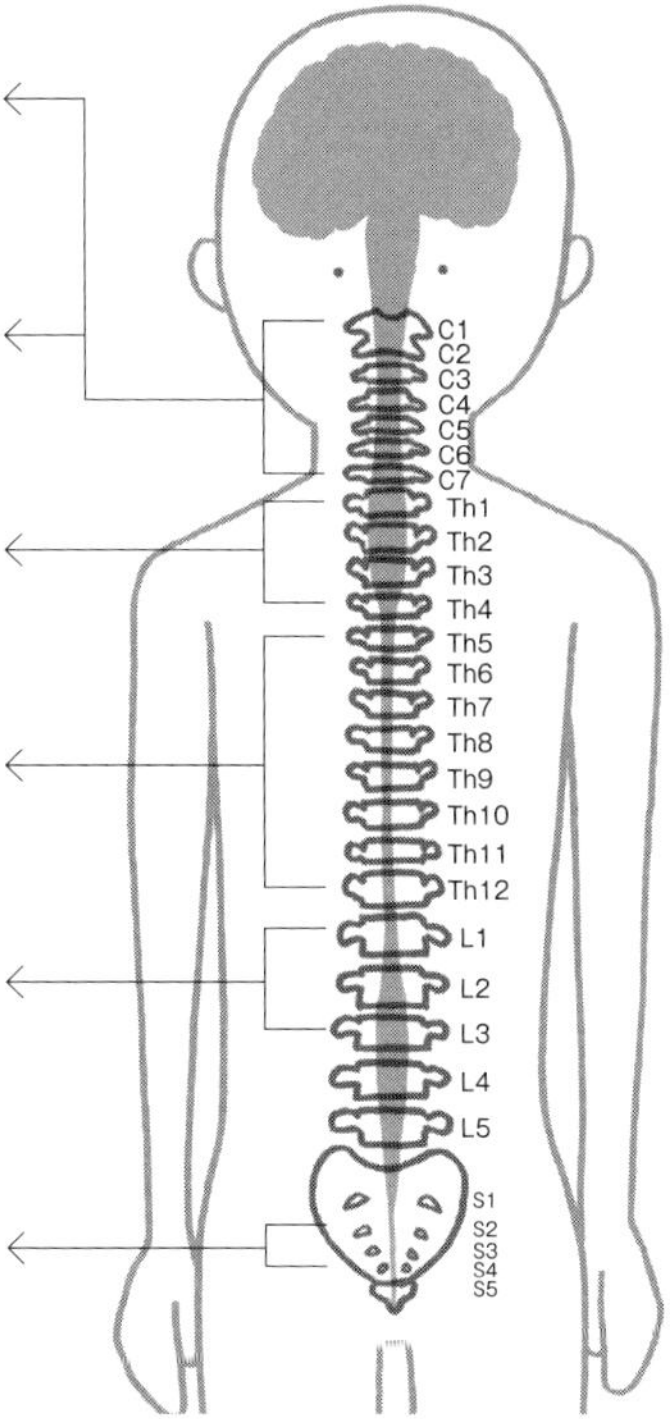

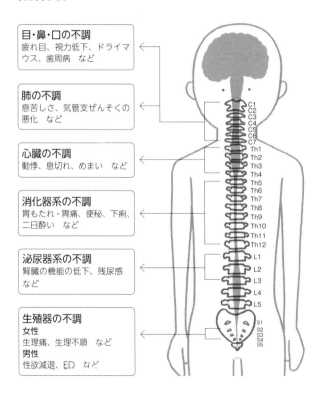

背骨を横から見ると、まっすぐではなく、ゆるやかなS字カーブを描いているのが正常な状態です。

背骨には、体の支柱という大きな役目がありますが、「**神経の通り道**」という重要な役割もあるのをご存じでしょうか。

背骨を構成する椎骨の背中側には、脊柱管《せきちゅうかん》とよばれる穴があります。この穴を、脳からつながった神経の束が通っているのです。これが脊髄です。

脊柱管を通る神経は、脊髄から枝分かれして全身に向かい、脳からの指令を全身に伝えています。**いわば脊髄を含めて脳であり、背骨は〝第2の脳〟ともいえるほど、重要な存在なのです。**

脳や目、胃、食道、腸など体のさまざまな機能は、背骨を通る神経とつながっています。

姿勢を悪くすると、第2の脳である背骨がゆがんだり、曲がったりするため、脊髄が通る背骨の穴が狭くなり、脊髄が圧迫されます。すると脳から各器官へ、または各器官から脳へ大切な情報が伝わらなくなってしまうのです。

その結果さまざまな不調を招きます。そして、先ほどのような心理状態に陥りやすくなるのです。

姿勢が悪いと、内臓を含めた全身に影響が及ぶのは、それぞれの骨から出ている神経が、全身の各部位につながっているためなのです。

それゆえ、単に姿勢が悪いといっても、どの骨がゆがむかによって現れる症状が異なるのです。

間違った姿勢は骨や筋肉を老化させる

間違った姿勢を続けていると、骨や筋肉が思うように機能しなくなります。使っていない部分は、知らないあいだに老化、退化していきます。

私たちの頭は、ボウリングの球ほどの重さがあります。それを支える背骨には、つねにそれだけの圧力がかかっています。

正しい姿勢は、背骨がゆるやかなS字を描いてバランスをとりながら支えていますが、姿勢が悪いと、圧力が増したり、特定の箇所にばかり圧力がかかります。

悪い姿勢を長いあいだ続けていると、やがてさまざまなひずみが生じ、背骨がすり減っていきます。

とくに女性の場合は、年齢とともに骨粗しょう症になる人が増えます。もろくなった背骨に大きな圧力がかかると、やがて椎骨がつぶれることも（圧迫骨折）あるのです。姿勢を見直し、よけいな圧力を減らすことが大切です。

筋膜の癒着で、動きはどんどん制限される

姿勢がよくないと、使う筋肉にも偏りが出てきます。

その状態が長く続くと、使っていない筋肉の表面の膜である〝筋膜〟などが、くっついてはがれにくくなります（癒着）。**すると、その筋肉を使おうとしても、動きが制限され、思うように動かすことができなくなってしまいます。**

前屈ができないなど、体がとくに硬い人は、筋膜の癒着が進んでいる可能性があります。

第2章のストレッチを念入りにおこない、進行をくい止めましょう。

ゆがみを放っておくと、背骨がつぶれることも

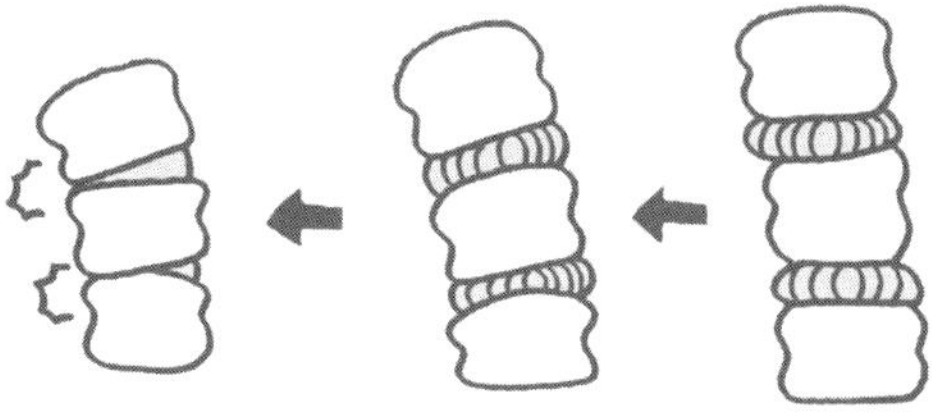

背骨がゆがんでいると、椎骨《ついこつ》と椎骨のあいだにある、クッション役の椎間板の片側ばかりに力が加わり、やがてすり減ってしまう。

悪い姿勢が続くと、必要な筋肉が動かなくなる

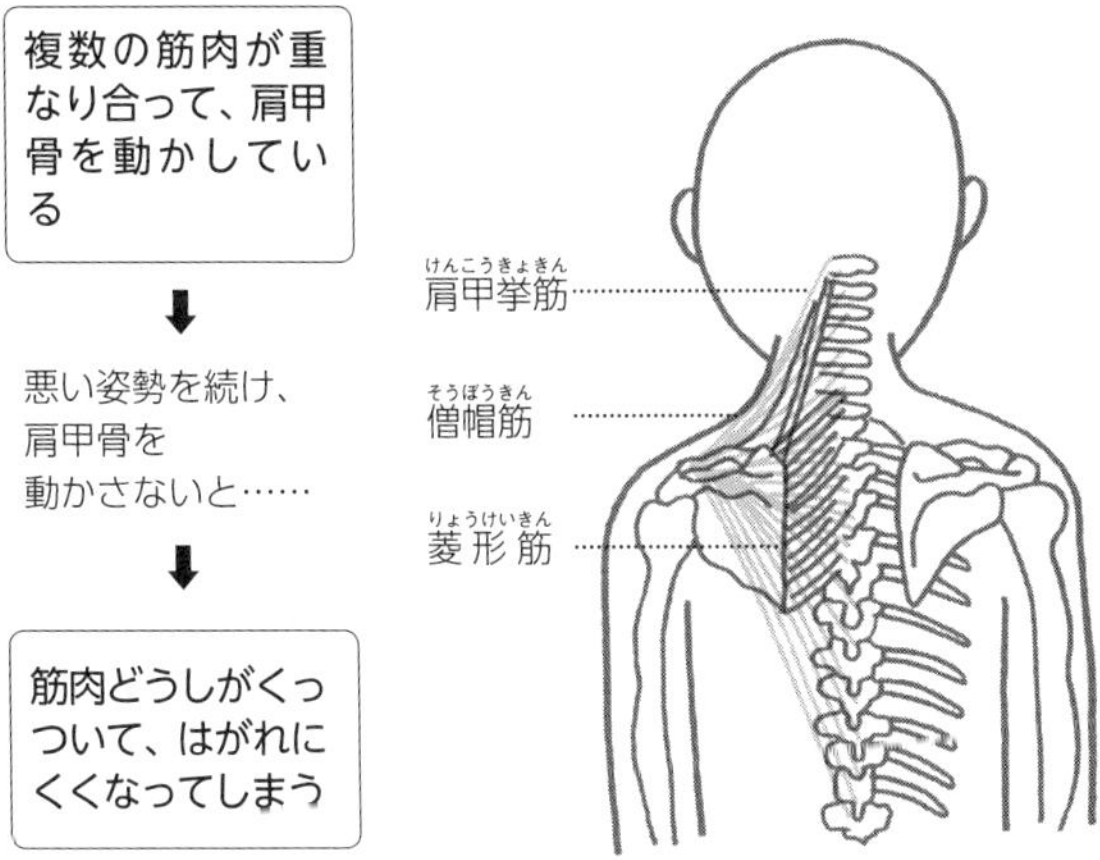
複数の筋肉が重なり合って、肩甲骨を動かしている
悪い姿勢を続け、肩甲骨を動かさないと……
筋肉どうしがくっついて、はがれにくくなってしまう
肩甲挙筋《けんこうきょきん》
僧帽筋《そうぼうきん》
菱形筋《りょうけいきん》

肩こり、首のこりの99％は姿勢が原因

肩や首のこり、それによる頭痛などの症状に悩む人は、とても多いはずです。その原因は、時代とともに、パソコン作業の時間が長くなったことでしょう。長い時間、同じ姿勢で作業していると、それだけで背骨に負担がかかります。最近は、これにスマホ（スマートフォン）も加わっています。電車に乗ると誰もかれも、スマホに向かって首を垂れています。これでは、肩や首がこるのは当然です。

肩や首のこりの対策として誰もが思いつくのが、入浴やマッサージでしょう。しかしこれらはあくまで対症療法で、効果があっても、一時的にラクになるだけです。

必要なのは、悪い姿勢という根本的な原因をとり除くこと。さらにパソコン周辺の環境などを工夫すれば、「**二度と肩のこらない体**」も夢ではありません。

女性の9割以上は肩こりに悩んでいる!?

Q1「肩こりの症状はありますか？」

首都圏のOLを対象とした調査では、なんと9割以上に肩こりがあるという。さらに年代別に見てみると、年代が上がるほど、慢性的にこっている人の割合が高い。

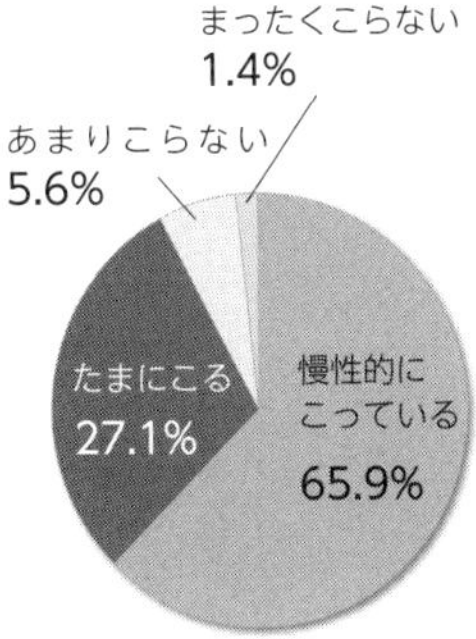
まったくこらない
1.4%
あまりこらない
5.6%
たまにこる
27.1%
慢性的に
こっている
65.9%

Q2「どんな対策をしていますか？」

お風呂で温まる…………60.3%
自分でマッサージ……58.8%
ストレッチ………………53.6%
お店などでマッサージ……47.0%
湿布などを貼る…………34.1%

つらい肩こりをなんとか軽くしようと、さまざまな方法にとり組んでいる人が多い。でも、効果のほどはどうだろうか？

肩こりの原因は、頭を前に傾ける姿勢

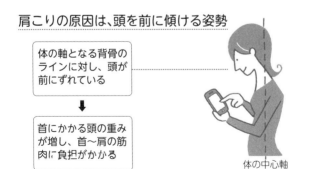

体の軸となる背骨のラインに対し、頭が前にずれている

⬇

首にかかる頭の重みが増し、首～肩の筋肉に負担がかかる

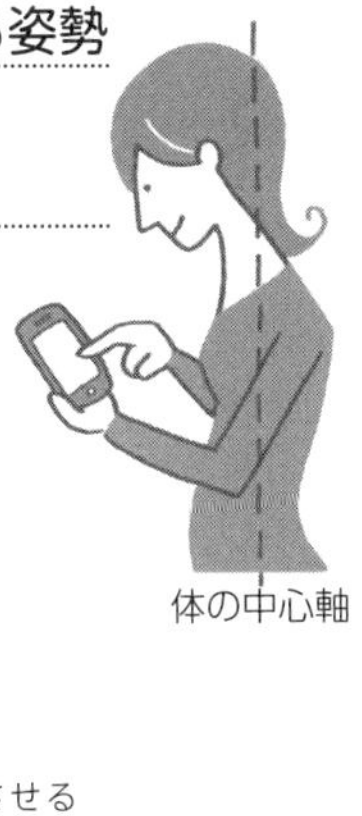
体の中心軸

腰痛、ぎっくり腰は「歳のせい」ではない

「歳のせいか、腰が痛くて……」「ぎっくり腰になっちゃって。歳だねえ」。そんな会話を聞いたことはないでしょうか。

でも腰痛は、年齢のせいではありません。姿勢の悪い状態が長く続き、背骨が正しく動かなくなっているのが原因です。

ぎっくり腰も、じつは腰痛の延長にすぎません。いずれも、悪い姿勢をとり続けた結果として発症するのです。ぎっくり腰は、正式には急性腰痛症といいます。一般的には、重いものを持ったときなどに、突然激痛が起こる場合をさしますが、ジワジワと続いていた軽い痛みが、激痛に変わる場合もあります。

いずれにしても、腰に悪い姿勢や習慣が積み重なって起こるもの。前兆のような症状は必ずあります。

たとえば、起床時や立ち上がるときに腰が痛む、夕方になると腰が重く感じるなど、腰に違和感を覚える人は、要注意です。前屈で床に手がつかないなど、腰

肩、腰、足のゆがみはつながっている

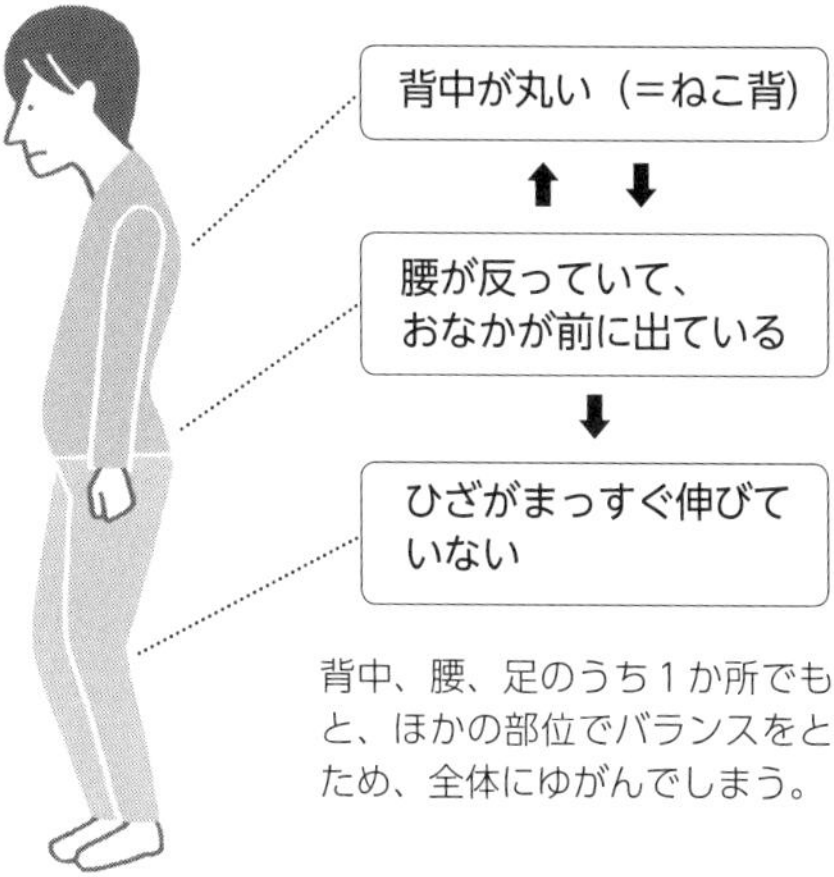

背中、腰、足のうち１か所でも動きが悪いと、ほかの部位でバランスをとろうとするため、全体にゆがんでしまう。

洋式生活の影響で、腰痛が増えている

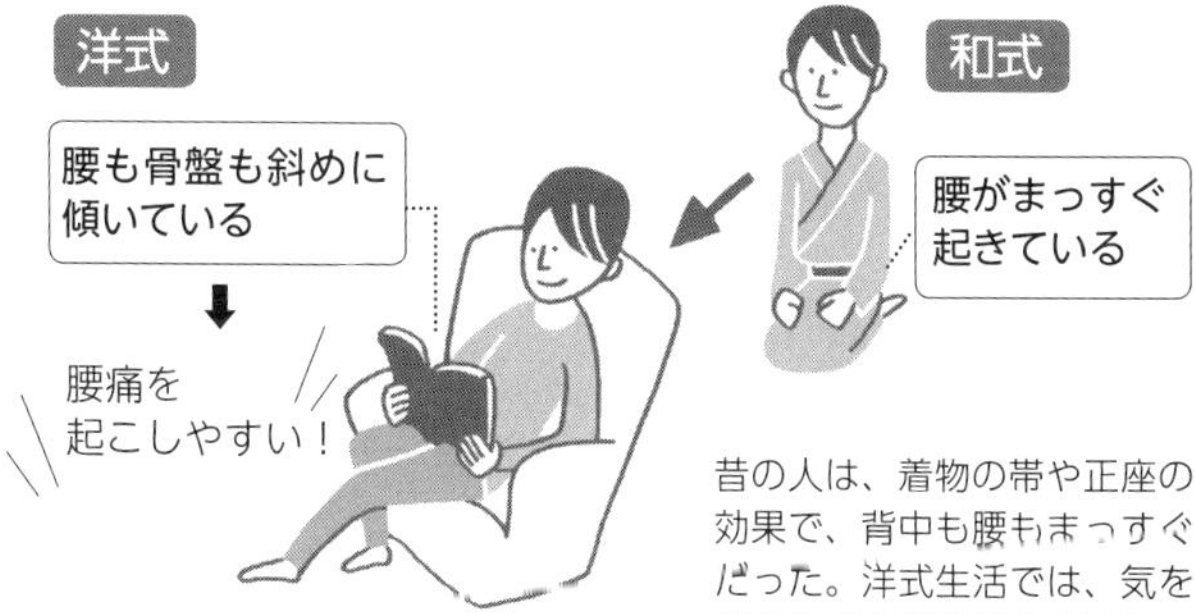
洋式
腰も骨盤も斜めに
傾いている
腰痛を
起こしやすい！
和式
腰がまっすぐ
起きている

昔の人は、着物の帯や正座の効果で、背中も腰もまっすぐだった。洋式生活では、気を抜くとすぐ姿勢が悪くなる。

が曲がりにくくなっている人も、注意しましょう。

いつも疲れていたり朝からだるいのはなぜ?

やりたいことがあっても、いつも体がだるくて、行動する元気が出ない……。病気でもないのに、なんだか毎日疲れやすく、やる気が起きないと悩んでいる人は多いのではないでしょうか。その慢性疲労は歳のせいではなく、姿勢の悪さが原因かもしれません。

突然ですが、自分の肺の大きさがどのくらいか、意識したことはありますか?肺の上部は鎖骨の上、下部は横隔膜まであります。

肺は、じつはかなり大きな臓器なのです。だからこそ、毎日の活動に必要な大量の酸素を、空気から十分にとり入れられるのです。

ところが姿勢が悪いと、肩が内側に入って、肺が圧迫されてしまいます。すると呼吸が浅くなり、全身が酸素不足に陥ります。

体の細胞はすべて酸素を必要としているので、酸素が足りないと活動性が低下します。筋肉も酸欠を起こしている状態です。

これが慢性的な疲れ、だるさを生み、その疲れが、さらなる姿勢の悪化を招きます。まさに悪循環です。負の連鎖を断ち切ることが重要なのです。

腰と背中を起こして呼吸してみよう

では実際に、姿勢によって呼吸の深さがどの程度変わるか試してみましょう。

全身をなるべくまっすぐ伸ばし、上からひっぱり上げられている感覚で、その場で立ってみてください。そして、めいっぱい息を吸いこみましょう。

今度は、全身の力を抜き、背中も腰も曲げて、なるべくだらしない姿勢で立ってみてください。この姿勢で、再び息をめいっぱい吸いこみます。

どうですか？　呼吸の深さの違いを、実感できたのではないでしょうか。

後者の立ちかたは、極端な例ではありません。姿勢の悪い人は、程度の差はあれ、こんな立ちかたをしているのです。

深い呼吸は、まず姿勢から。つまり正しい姿勢でいることが、疲れをためない

姿勢になるのです。疲れない姿勢で深い呼吸。これだけで、日々の体調のよさが実感できます。

原因不明の頭痛や疲れ目も背骨のゆがみが原因！

一口に頭痛といっても3つのタイプがあることをご存じでしょうか。

それは「慢性頭痛（片頭痛、緊張性頭痛、群発性頭痛）」「症候性頭痛」「生体反応としての頭痛」です。

「慢性頭痛」は原因が特定できない慢性的な頭痛で、いわゆる頭痛もちの頭痛。症状の現れ方などで名称が異なります。

「症候性頭痛」は脳や全身の病気が原因で起こる頭痛です。病院で検査を受け、原因となる病気を治療することが最優先事項です。

「生体反応としての頭痛」は二日酔いのときや、かき氷を食べたときなどに、自然の生体反応として誰にでも起こる一時的な頭痛です。

「いつも頭が重くて困ってしまう」というあなた、病院で診てもらったことがありますか？

慢性的な頭痛といっても、その裏に重大な病気が隠れている可能性があります。一度は病院で検査しておきましょう。

病院では、問診と検査で、脳の病気が原因かどうかを調べます。

その結果、**脳には異常がなく、原因がわからないと言われた場合、あるいは片頭痛や緊張性頭痛などと診断された場合は、姿勢が原因の可能性大です。つまり、姿勢へのアプローチで治せる頭痛です。**

または、交通事故で追突されるなどの事故経験があったり、特定の作業のときだけ頭痛が起こるといったことは、ありませんか？

このような頭痛も、姿勢から治せます。

ただし自分で姿勢を直すだけではむずかしく、技術のあるカイロプラクティックなどで、治療を受ける必要があります。

首の神経が圧迫されると疲れ目に

頭痛とセットで現れることの多い症状に、疲れ目があります。首の骨（頸椎）からは、目の機能に関係する神経が出ています。そのため、頸椎の異常で神経が圧迫されると、目の疲れを感じるのです。

姿勢がよくなると、目の神経の圧迫や全身の血行が改善されて、慢性的な疲れ目や充血がすっきりします。

そのぽっこりおなかは、肥満でなく姿勢が原因

ねこ背の人の多くは、おなかが出ています。これはやせ型の人にも太りぎみの人にも共通の症状で、その原因は、背骨のゆがみです。

体重は変わってないのに、おなかが出てきたという人は、自分の姿勢を見直してみましょう。パソコン作業ばかりで、ねこ背になっていませんか？

太っていないのに、おなかが出るのはなぜ？

背中が丸まると、バランスを保つために腰が反り、S字カーブが極端になる。その結果、太っていなくてもおなかが出て、おじさん体型になってしまう。

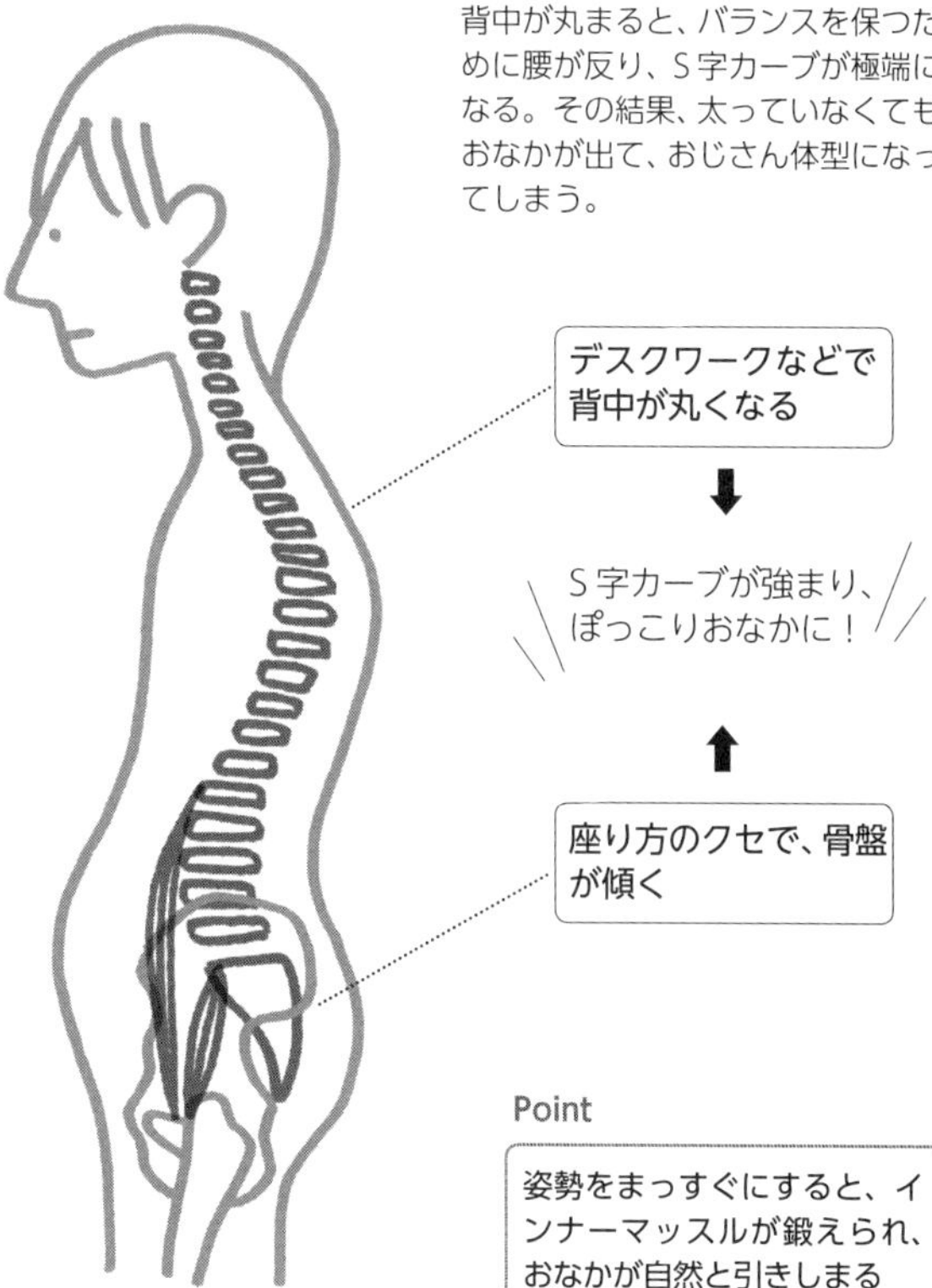
デスクワークなどで背中が丸くなる
S字カーブが強まり、ぽっこりおなかに！
座り方のクセで、骨盤が傾く

Point

姿勢をまっすぐにすると、インナーマッスルが鍛えられ、おなかが自然と引きしまる

ねこ背だと、体の均衡を保つために背骨のS字カーブが大きくなり、おなかだけがぽっこりと出てしまうのです。

ダイエットでおなかをへこませるには、食事に運動にと、かなりの努力が必要です。でも原因が「間違った姿勢」なら、それほど苦労はいりません。

おなかをキュッと引きしめる意識をもつと、正しい姿勢を維持しやすく、実際におなかをへこませる効果があります。

腸腰筋などのインナーマッスル（内部の筋肉）が自然と鍛えられるためです。

肥満ぎみの人はとくに丹田《たんでん》が大切

おなかだけでなく、全体に肥満ぎみの人にも、姿勢の改善が役立ちます。**姿勢がよくなると、背骨のゆがみで圧迫されていた神経が正常に機能し、自律神経の乱れが改善されるためです。**

正しい姿勢のとり方はP96、97に詳細があります。姿勢を正すと、とくにおへその数センチ下にある〝丹田〟に自然と力が入ります。

姿勢で便秘も治る

姿勢と便秘を結びつけて考える人は、少ないかもしれません。腸の働きも、体内を調整している自律神経のひとつである、副交感神経が司っています。姿勢がよくなると、便秘が解消されるといううれしい効果もあります。

冷え、肌荒れ、むくみ、生理痛も姿勢で改善！

女性の体の悩みは、自律神経に関係しているため、外からのケアだけでは不十分。姿勢を直して、自律神経の機能を高める必要があります。

とくに若い女性がよく訴えるのは、体の冷えです。冷え性を本気で治したいなら、原因を根本からとり除くことです。

悪い姿勢を続けていると、筋肉が硬くなったり、筋膜の癒着が起こり、筋肉の周辺を通る血管が圧迫されます。

すると全身に十分な血液が流れなくなり、とくに末端組織である手足が冷えるのです。

さらに女性の場合は、腰や骨盤のゆがみが、生殖器のホルモン分泌に影響し、自律神経のバランスが乱れるために、冷えが起こることもあります。

一般的にいわれている冷え対策の多くは、体を一時的に温める方法。温めることももちろん大切ですが、**長期的に見ると、姿勢から血行をよくするのがもっとも効果的です。**

姿勢の改善で血行をよくしたり、自律神経のバランスを整えることは、美容のためにもさまざまなメリットがあります。

たとえば、肌のツヤや化粧ののりがよくなるなどの、アンチエイジング効果。肌に十分な血液が届き、新陳代謝がよくなると、顔色や肌のツヤが、目に見えて改善されてきます。

女性ホルモンや自律神経の働きがよくなり、肌の新陳代謝が活発になります。肌荒れやくすみ、クマなどで悩んでいる人は、食事や化粧品だけでなく、姿勢にも注意してください。

また、むくみなどのトラブルも、起こりにくくなります。

全身の血行がよくなるので、体内の余分な水分を排泄する力が高まります。下半身や顔のむくみが改善されるとともに、だるさなどの不快感が消え、体も顔もすっきりします。

骨盤のゆがみが改善されると、骨盤内の生殖器の働きがよくなります。その結果、ホルモンバランスや自律神経が整い、重かった生理痛が改善されます。

体の内側からきれいになることはもちろん、よい姿勢の立ち姿は、見た目にもとても美しく、若々しく見えます。

しかも、姿勢がよくなると関節の動く範囲が広がり、日常のちょっとした動作も、とてもきれいになります。

こう考えると、**姿勢の改善は、女性をトータルで美しくする美容法なのです。**

側弯症でも、毎日の工夫で姿勢はよくなる

100人に1人がかかっているという病気、側弯症をご存じでしょうか。背骨が左右に曲がってしまう病気です。

側弯症は、ねこ背などとは違い、日ごろの体の使いかたが原因で起こるものではありません。多くは原因不明です。

そのため治療で完治することはないのですが、姿勢への注意で悪化を防ぐことができます。

側弯症には2つのタイプがあります。

「構築性側弯症」は背骨が左右にゆがんだ状態で、固定されてしまう病気です。ほとんどが原因不明で発症します。

「機能性側弯症」は体のどこかに痛みがあり、それをかばうために体をひねるなどして、一時的に見られる左右のゆがみです。**原因がとり除かれれば、もとに戻ります。**

レントゲン検査で、ゆがみの程度を知る

気になる人は、まず医療機関で検査を。レントゲン検査でゆがみの程度を測り治療が必要かを判断する。

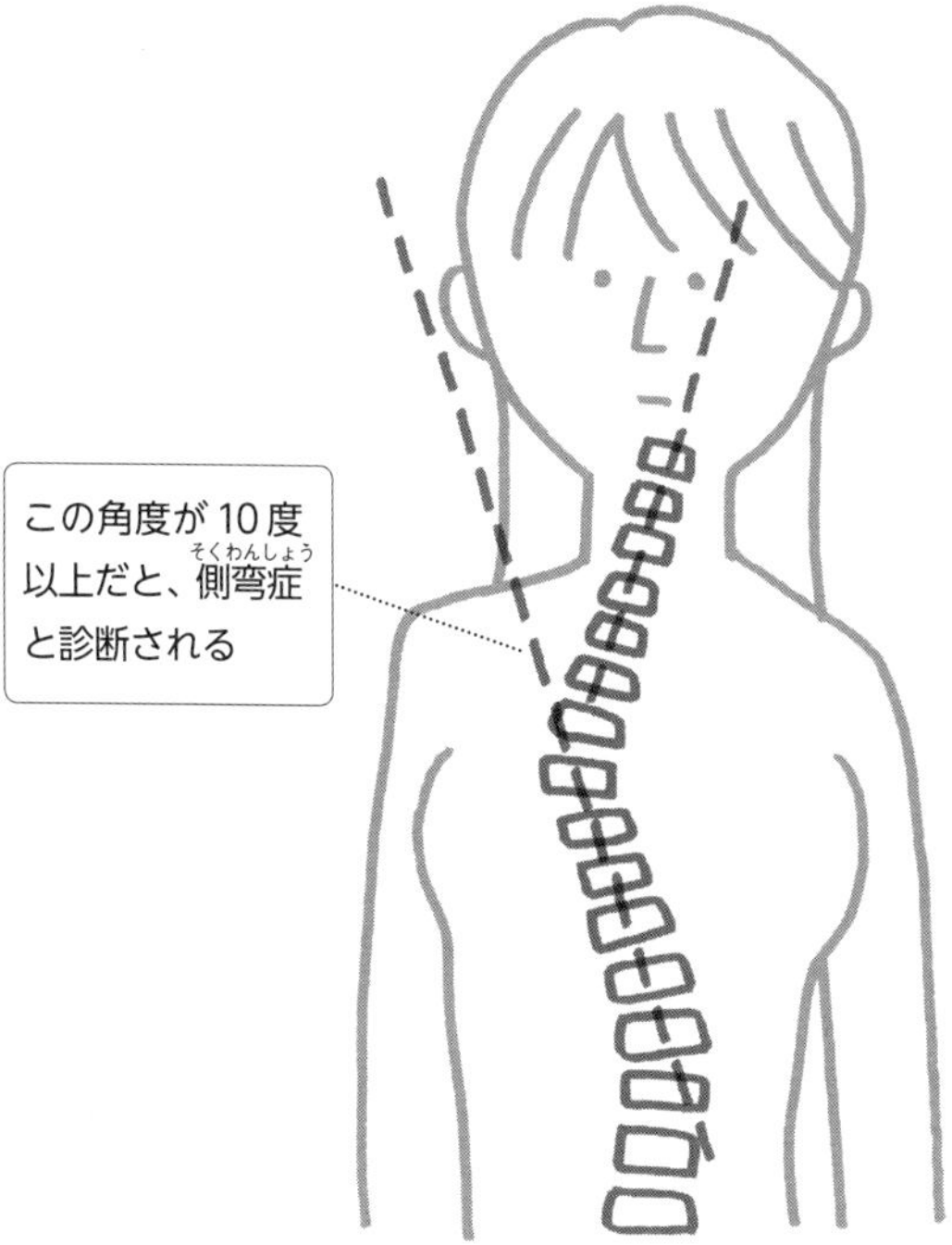
この角度が10度以上だと、側弯症《そくわんしょう》と診断される

側弯症の大きな問題は、小学生、中学生の成長期に発症することが多いという点です。とくに、女子に多く見られます。

思春期の女子に発症することが多いため、見た目を気にして過ごし、かえってねこ背になってしまうこともあります。

すでに左右にゆがんだ状態で、前後のゆがみも加わると、見た目の問題だけでなく、全身の機能にも影響します。そのため、左右のゆがみとともに、前後のゆがみを防ぐための注意が大切です。

肩かけかばんではなくリュックを使う、テレビを見るときに体をひねらないなど、小さな意識の積み重ねが役立ちます。すでにねこ背ぎみの場合は、本書の姿勢改善法を実践してみてください。

背骨の側弯は、体の成長が止まれば、その後はあまり進行しません。手術やコルセットが必要なほど重症化する例は、少数です。ですから、あまり気にしすぎずに上手につき合う意識も大切です。

内臓の病気で背中や腰が痛むことも

肩や腰などに痛みがあったり、頭痛がするからといって、すべてが背骨のゆがみからきているとは限りません。

背骨の圧迫骨折や椎間板ヘルニアなど、整形外科的な処置が必要な病気の場合もあります。骨のがんや内臓の病気が原因で、関節などに痛みが現れることもあります。

頭痛の場合には、脳や頭蓋骨に何らかの異常がある可能性もあります。

急激に痛めば誰でも注意しますが、慢性的な痛みは、どうしても放置しがちです。

注意しておきたいのは、動いたときに痛むのではなく、寝ていても痛いなど、動作に関係なく痛みが現れるときです。手足にしびれをともなう痛みや、やたらに汗が出るときなども、深刻な病気が原因となっている可能性があります。

早めに脳神経外科や整形外科、内科で受診し、検査を受けるようにしましょう。

骨・関節・筋肉に、痛みやしびれが起こる病気

骨や関節の病気のほか、内臓の病気や全身の病気など、多くの病気が原因となりうる。重篤な病気も多いので、注意しておきたい。

椎間板《ついかんばん》ヘルニア
椎骨（ついこつ）と椎骨のあいだにある椎間板が、加齢などが原因で本来の位置からとび出して、後ろ側にある脊髄（せきずい）を刺激して痛む。
圧迫骨折
骨粗しょう症などで骨がもろくなると、ちょっとした力が加わったときに椎骨がつぶれ、痛みが起こる。
腫瘍《しゅよう》
骨に、良性腫瘍や悪性腫瘍、つまりがんができて、骨が破壊されて痛む。ほかの部位のがんが、骨に転移して痛むこともある。
内臓の病気
胃腸、胆管（たんかん）、腎臓、すい臓、子宮、卵巣などの内臓の病気のために、腰のあたりにはげしい痛みを感じることがある。
膠原病《こうげんびょう》
関節リウマチなどで関節に炎症が起きて、痛みが生じる。関節だけでなく、筋肉にも炎症が起きて、痛みを感じる。
関連痛
心筋梗塞（しんきんこうそく）や胆のうなどの病気のときに、痛みを伝える神経の回路の関係で、肩や首に痛みを感じることがある。

はげしい頭痛が起こる病気

頭痛の程度がはげしい場合は、脳の病気が考えられる。それほど強い痛みではなくても、いつもと違う頭痛には気をつけたい。

脳梗塞《のうこうそく》
脳の血管が詰まる病気。頭痛以上に、片側のまひやしびれ、言語障害などの症状が強く現れる。
脳出血
脳の血管がやぶれて出血する病気。とくにくも膜下（まくか）出血は、いままでにないようなはげしい頭痛が特徴。
脳腫瘍
脳に良性腫瘍や悪性腫瘍（がん）ができる。進行して腫瘍が大きくなると、頭痛などの症状が現れる。
髄膜炎《ずいまくえん》
細菌感染などで、脳と脊髄を覆う膜に炎症が起きる病気。はげしい頭痛や、高熱、嘔吐（おうと）などの症状が出る。

第2章

疲れきった姿勢を戻す！1日1分のストレッチ

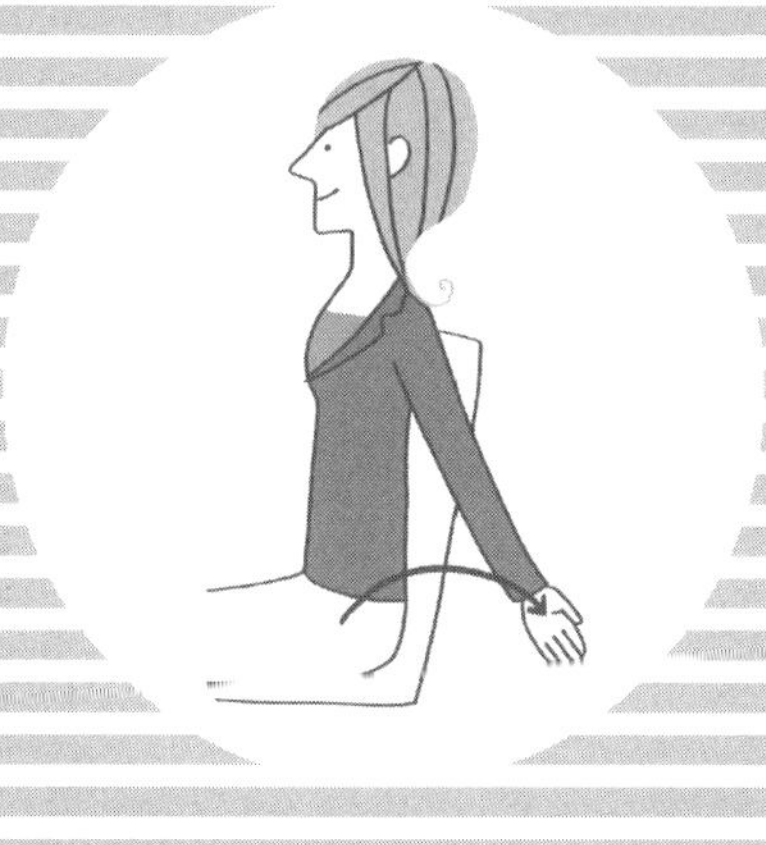

まずは自分の姿勢を知ることから

いまのあなたの体は、毎日のよくない姿勢の積み重ねでできあがったもの。つまり悪い姿勢のために筋肉が凝り固まった状態です。**体を疲れさせない正しい姿勢を身につけるためには、まずは筋肉をゆるめる必要があります。**

本章では、その筋肉を伸ばすストレッチを紹介します。まずは、自分の姿勢を客観的に見て、どこが悪いのかを判断し、特に念入りにやるべきストレッチがどれかを確認しましょう。

身長を測るときの感覚で立つ

どれをやるにしても、最初に必ず正しい姿勢を作らないと、効果はありません。耳の後ろをさわってみてください。

耳の裏、下のあたりに、骨が出ているのがわかりますか。そこが上にひっぱられる感覚で立ってみてください（P96、97）。

身長を測定器で測るとき、あごを引いて背筋を伸ばす、あの感覚でも構いません。最初に必ずこれを意識しましょう。**そして好きなものを1日ひとつから、2週間続けてみてください。たったこれだけで大丈夫。**

再び壁で姿勢テストをすれば、効果が感じられるはずです。

立ち姿を写真に撮ろう

客観的な視点をもつためには、自分の立ち姿を写真に撮ってみるのがベストです。家族や友人などにお願いして、携帯などで前、横、後ろの姿を撮ってもらいましょう。

背骨のゆがみを知るには、真横から見た姿がとくに重要です。

そのとき、無理に胸をはったり、おなかをへこませたりせず、いつもの姿勢を撮ることが大事です。

撮影時は、体のラインがはっきりわかる服を着てください。背骨は直接見えるようにしたいので、上半身は裸が望ましいです。デジカメのセルフタイマー機能を使えばひとりでも撮影できます。

見慣れたはずの自分の姿を写真で客観的に眺めてみると、左右の肩の高さが違うなど、さまざまなことに気づきます。

写真では意識してしまうという人は、家族や友人などに、自分の姿勢のクセを率直に聞いてみるのもいいでしょう。

「机に座っているときは、背中が丸い」「歩くときに、ひざが少し曲がっているよ」と、どんな状況でどんな姿勢になっているか、教えてくれるはずです。

正しい姿勢と見比べてみよう

写真を撮影したら、正しい姿勢の見本と比較してみましょう。重要なのが、横から見たときの姿勢です。体の中心軸とのずれに注目してください。

耳、腰の骨、くるぶしが、体の中心軸からずれている場合は、姿勢が悪い証拠

正しい姿勢と写真を比べてみよう

正しい姿勢との比較から、あなたの姿勢タイプがわかる！

正しい姿勢

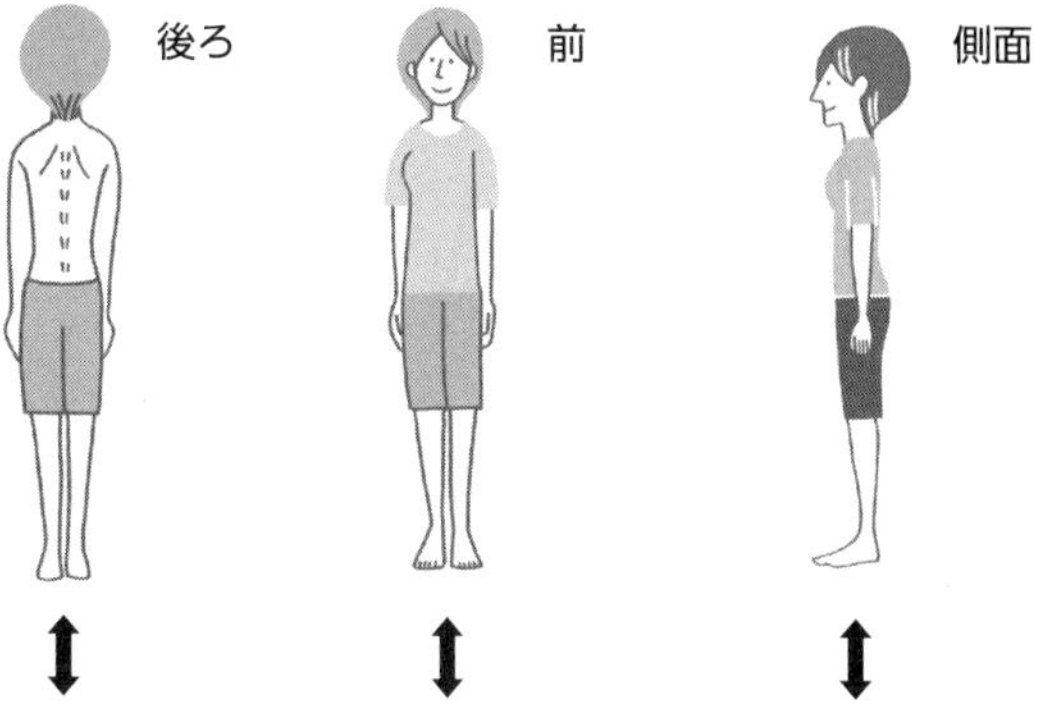

写真

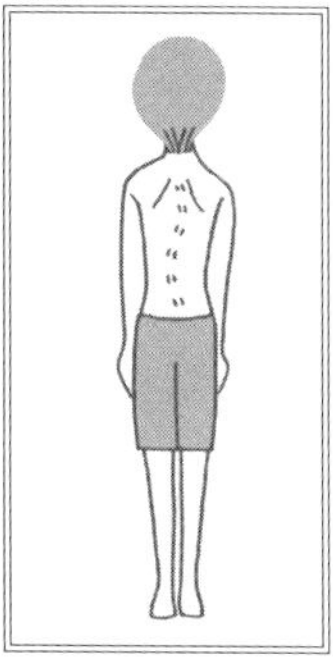

背骨が左右に曲がっていない？

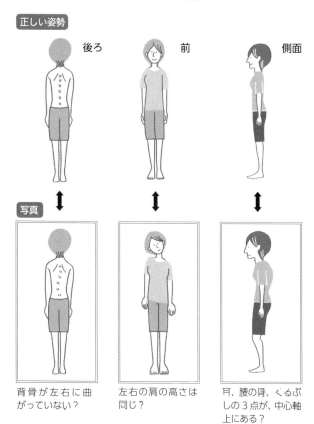

左右の肩の高さは同じ？

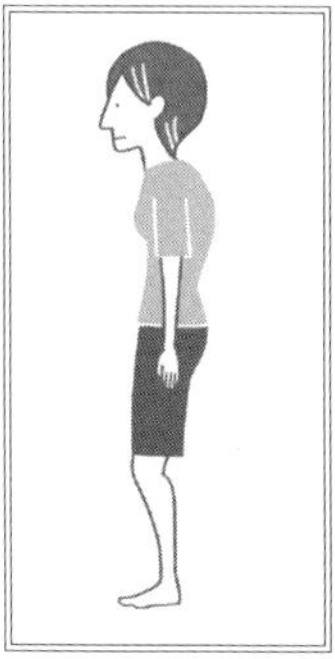

耳、腰の骨、くるぶしの３点が、中心軸上にある？

です。

とくにねこ背の人は、耳が中心軸より前に出ていたり、腰の骨が前後にずれていることが多いです。

正面から見たとき姿勢が悪い人は、左右どちらかの肩が下がっていることが多いものです。パソコンの使用環境など、毎日の体の使い方がおもな原因です。後ろから見て、背骨がまっすぐでない場合は、側弯症（P72）の可能性もあります。これは背骨が曲がってしまう原因不明の病気です。姿勢を改善することで、悪化を防ぐことができます。

あなたの姿勢はどこがヘン？

横から撮影した写真を改めて見てみましょう。

あなたの姿勢は、理想通りですか？　かっこ悪いな、なりたい姿と違うな、と感じたところからがスタート。

具体的にどこが理想と違うのか、左の図でチェックしましょう。疲れる姿勢、

あなたの姿勢はどこがヘン？ くずれポイント6

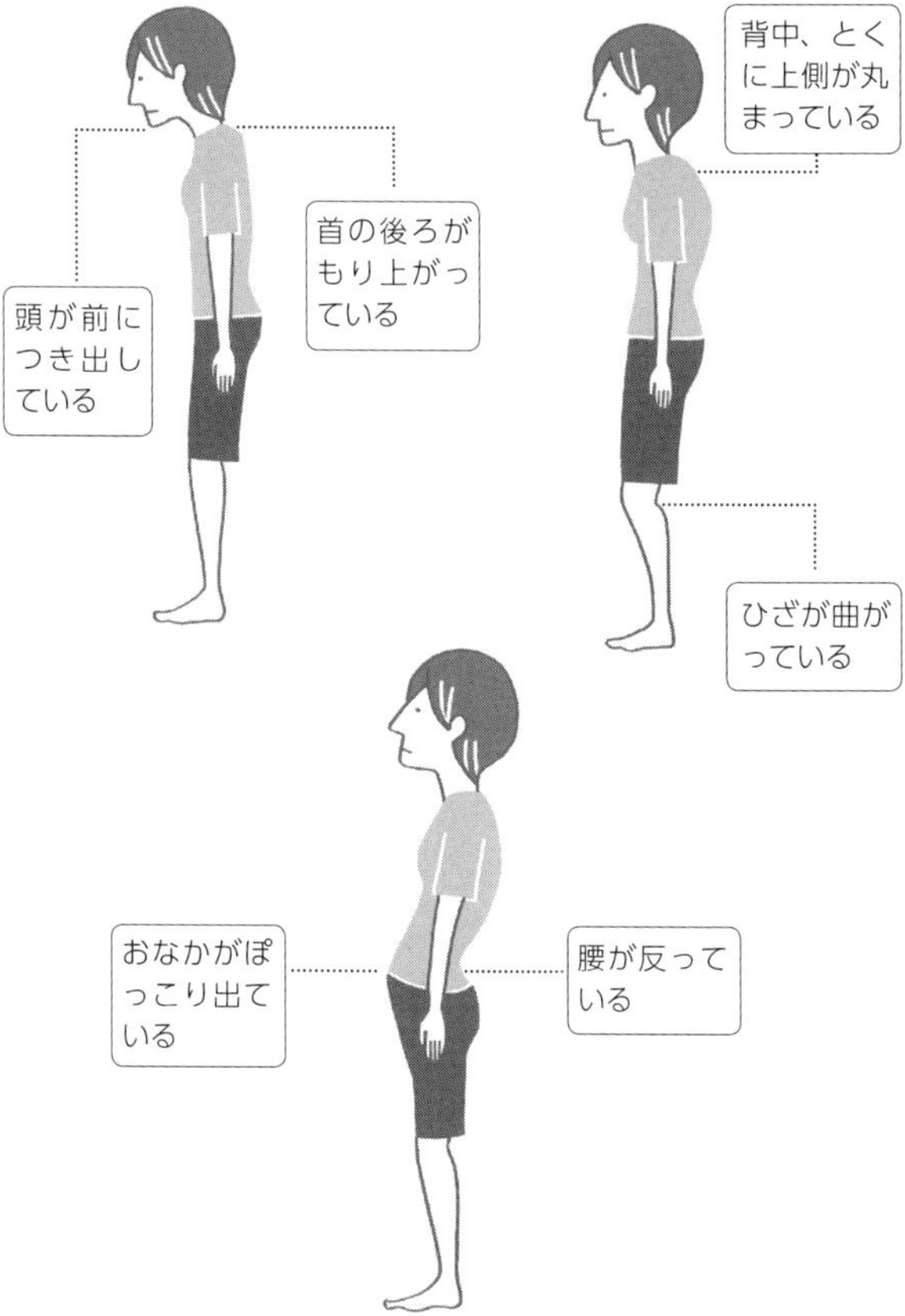

かっこ悪い姿勢の原因は、こんなところに隠れています。

この図は、体の各所に現れるくずれポイントの典型例です。注意していただきたいのは、くずれ姿勢は3タイプではないということ。6つのポイントのうちひとつだけ当てはまるかた、4つも当てはまるかたなど、そのパターンはさまざまです。心当たりはありませんか？

では、あなたの生活のどんな習慣がこれらのポイントを生み出すのでしょう。会社でノートパソコンを使っている、椅子に浅く座る癖がある、スマホを触る時間が多いなど、姿勢が悪くなる心当たりはありませんか。

座り仕事は万病のもと

データ入力、書類作成など、パソコンを使った座り仕事が中心の人は、ひざが慢性的に曲がり、背中のとくに上側が丸まる典型的なねこ背になってしまうケースが少なくありません。

デスクワークが多い人はもちろんですが、仕事だけでなく日常生活で頭を下げた体勢でいる時間が長い人も要注意です。写真を見ると、あなたの姿勢はねこ背になっていませんか。

また女性の場合は胸が大きいかたや、成長が人より早いかたもこのケースに陥りがちです。思春期に人よりも胸が大きくなり、恥ずかしいから背中を丸めて胸を隠す姿勢をとり続けることなどが原因になります。

男性の場合は、長身の高いかたに多く見られます。周囲の人と目線を合わせるために、体を曲げることなどが、その原因です。

いわゆるねこ背の姿勢は、肩こりや頭痛に悩まされるだけではありません。この姿勢でいると呼吸が浅くなることも問題です。浅い呼吸を放置すると、さまざまな生活習慣病を招いてしまいます。

ためしにねこ背の状態で呼吸したときと、胸をはって呼吸したときをくらべてください。胸をはったときのほうが、深い呼吸をしやすいはずです。

まさに、座り仕事は万病のもと。

座ることとは、長時間にわたってとらざるえない姿勢だからこそ、正しい座り方で体への負担を少しでも軽くすることが重要です。

人はそもそも、立って生活するのが標準

座り仕事で体を痛めているかたも含め、みなさんにまずお伝えしたいのが、**「人間は、動物のカテゴリーからすると立って生活するのが標準」**だということです。

「立つ」が標準なのに、正しい座り方をいきなり説明しても、感覚的に理解するのはむずかしいのも当然です。

ではどうすればいいのでしょう。

人の体にもオンとオフの状態があります。**立っているときはオンの状態で、体を効率よく使えます。**

逆に、座っているときはオフなので、座り仕事は体がオフのまま仕事をしていることになります。その結果、体に負担がかかり、姿勢が崩れてしまうのです。

極端に言えば、仕事中は立ち、休むとなったら座ったり寝転んだりしながら体も心も力を抜いてとことん休む、そんな生活が理想なのです。

そうはいっても、これだけパソコンが普及したいま、座り仕事をなくすことはできません。

そんなかたは、座りながら体をスイッチオンにする必要があります。

環境を整えれば、絶対にリバウンドしない

座りながらスイッチオンとは、立った状態と同じ背中でいることです。難しく聞こえるかもしれませんが、コツはたったひとつ、p97にあるとおりです。

その座り姿勢を維持するためには、「ゆがみの改善」と「環境整備」が必要です。

すでにゆがんでしまった体を改善すること。正しい座り方でいられる環境を整えること。この2つを平行しておこなえば、リバウンドは絶対に起こりません。

「改善」の方法はストレッチです。長年のねこ背生活で固まった筋肉を伸ばしてあげましょう。

ひざが曲がっている人はもも裏、ねこ背や肩こりの人は背中など、ゆがみや不

調が現れている部分は、特に念入りにおこないましょう（p98～）。

そうやって整えた体を保つ環境づくりで大切なのが、パソコンの置き方を自分の体に合わせることです。

画面の高さ、椅子の高さ、座り方はどうですか？

P133の具体的な方法をみながら、**体の負担をなくして集中力が高まる環境を整えましょう。**そうすれば、仕事の効率も格段に上がります。

ぽっこりおなかを悪化させる座り方

腰が反って、おなかが前に出ている典型的なおじさん体型は、女性でもなりうる姿勢です。

この原因も、よくない座り方。オフィスでイスに浅く腰かけて、だらんと座っていることはありませんか？

浅く腰かけて、さらに背もたれにもたれていると、骨盤が思いきり傾き、腰も曲がってしまいます。自宅では座イスやソファに座るか、あぐらをかいているケ

ねこ背、ひざが曲がる原因

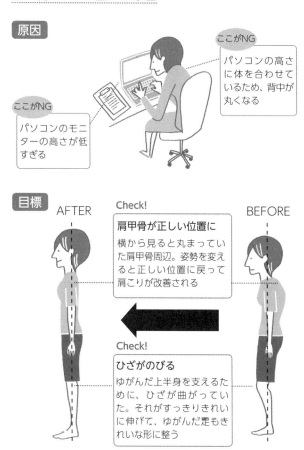

原因

ここがNG

パソコンの高さに体を合わせているため、背中が丸くなる

ここがNG

パソコンのモニターの高さが低すぎる

目標

AFTER

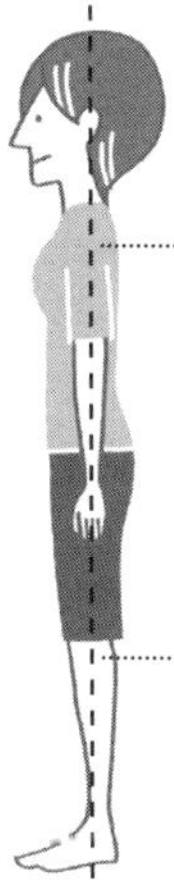

BEFORE

Check!

肩甲骨が正しい位置に

横から見ると丸まっていた肩甲骨周辺。姿勢を変えると正しい位置に戻って肩こりが改善される

Check!

ひざがのびる

ゆがんだ上半身を支えるために、ひざが曲がっていた。それがすっきりきれいに伸びて、ゆがんだ足もきれいな形に整う

ースが多いです。

むかしから運動嫌い、妊娠中、育児中、最近運動していない、これらに当てはまる人も要注意です。

反り腰にもなりやすく、腰に大きな負担がかかります。放っておくと、腰の椎間板がつぶれ、ヘルニアを起こす可能性があります。

さらには腰のゆがみがひざの変形を招き、ひざの痛みで歩きにくくなる可能性もあります。

この場合も正しい座り方を身につけ、座っても姿勢がくずれない環境を整えましょう。**腰まわりの筋肉がとくに硬くなっているので、その部分のストレッチを念入りにおこなってください。**

姿勢がいいのに首や肩がこる人

細身、または標準体型で背が高く、一見すると姿勢がいい。なのに首や肩がこってしかたない。年齢による衰えや疲れを感じる。ひどいときには頭痛まで……。

ぽっこりお腹、反り腰の原因

原因
ここがNG
おなかの力が完全に抜けている
ここがNG
浅く腰かけているため、背中も骨盤も傾いている

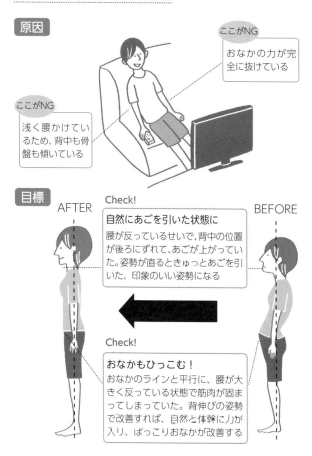

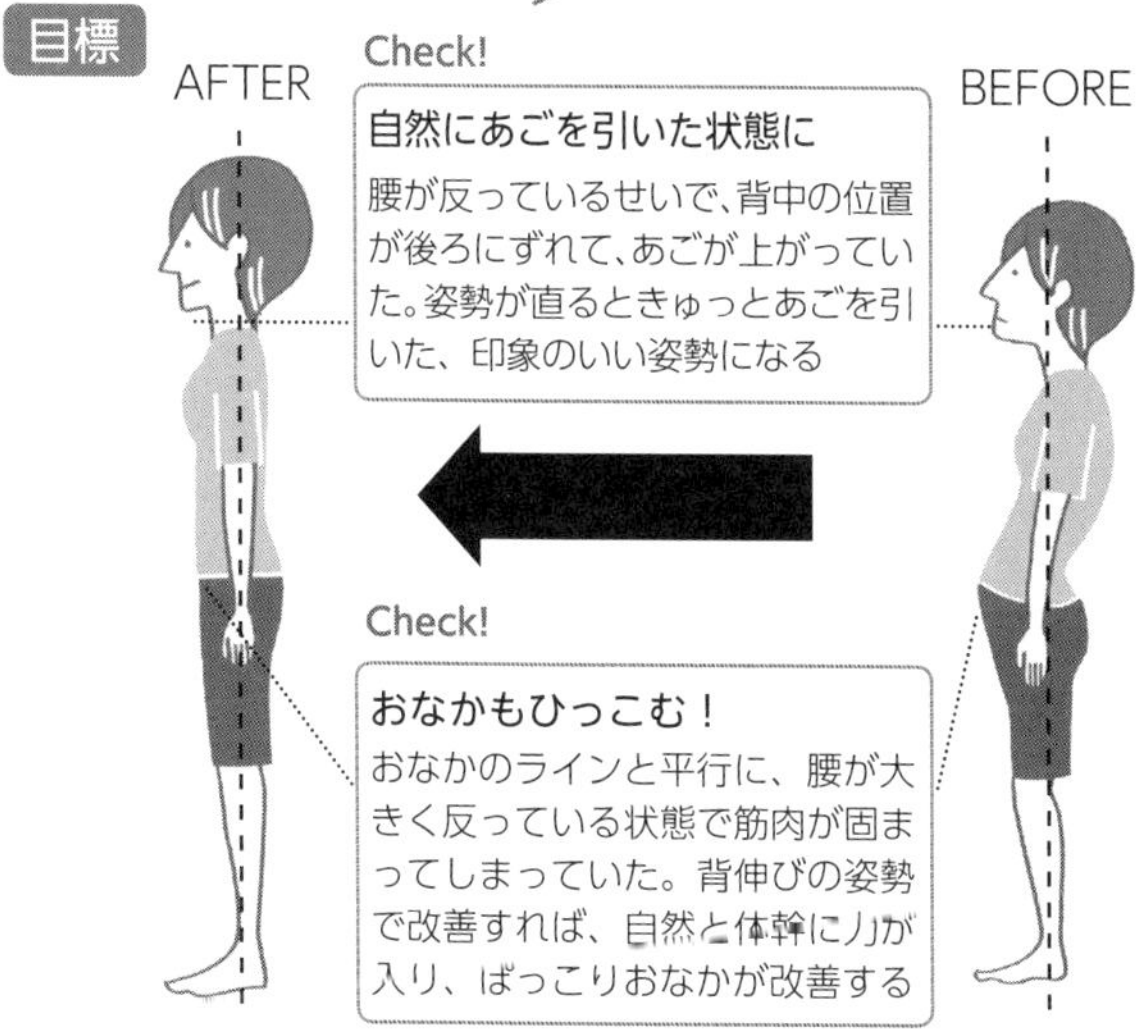
目標
AFTER
BEFORE
Check!
自然にあごを引いた状態に
腰が反っているせいで、背中の位置が後ろにずれて、あごが上がっていた。姿勢が直るときゅっとあごを引いた、印象のいい姿勢になる
Check!
おなかもひっこむ！
おなかのラインと平行に、腰が大きく反っている状態で筋肉が固まってしまっていた。背伸びの姿勢で改善すれば、自然と体幹に力が入り、ぽっこりおなかが改善する

そんな人は、背中は比較的まっすぐでも、首が前に傾いていて、首の骨（頸椎）によけいな負担がかかり、首のヘルニアの可能性もあります。

管理職で書類のチェックや会議が多い人、スマホや読書でいつも下を向いている人は注意しましょう。

子どものころから背が高かった人、側弯症、または側弯症ぎみといわれたことがある人も多いです。

何時間も同じ姿勢でいることがないように、1時間に一度は席を立って姿勢を変えるなど、この習慣を意識的に変えることが大切。デスク環境の見直しも役立ちます。

問題となるのは、頭の位置、首の角度。この2点をとにかく意識して第3章を読みながら環境を整えましょう。

ストレッチでは、背中や首をとくにゆるめましょう。

ひどい首の痛みや肩こりの原因

原因

ここがNG
低い位置のものを見るために、首が前に傾いている

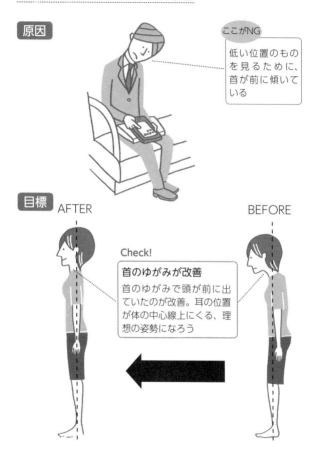

目標

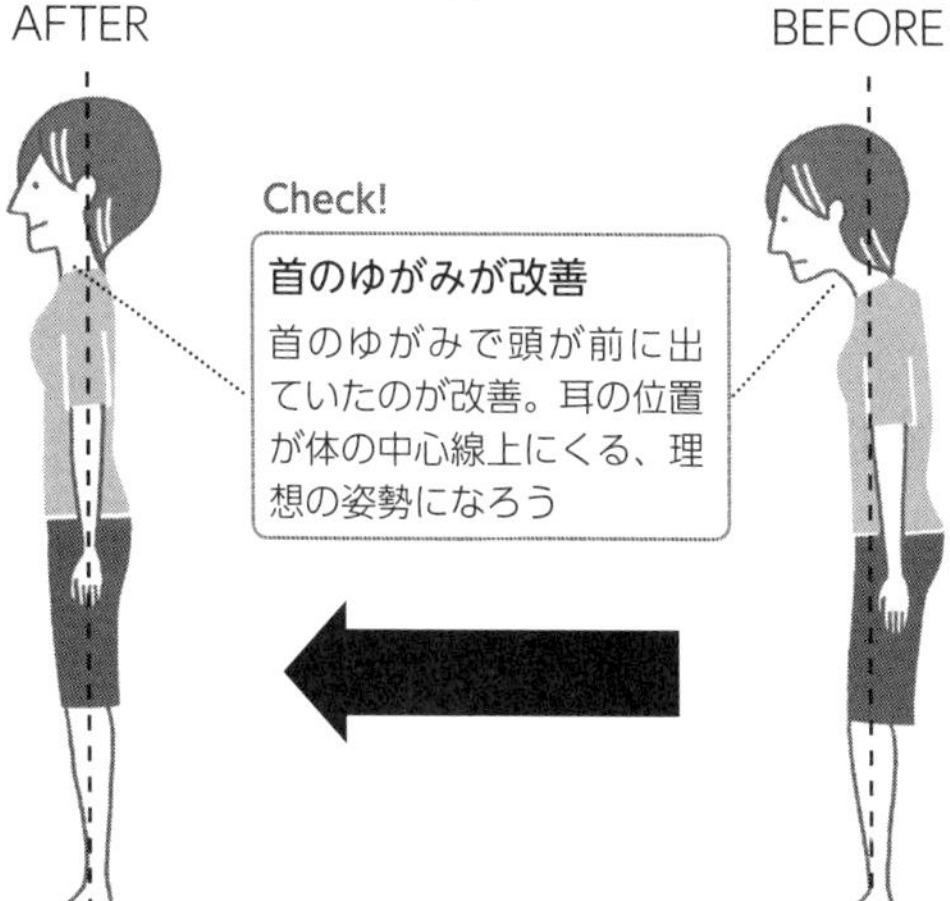
AFTER
BEFORE
Check!
首のゆがみが改善
首のゆがみで頭が前に出ていたのが改善。耳の位置が体の中心線上にくる、理想の姿勢になろう

「背伸びする」たったそれだけ！

正しい姿勢をマスターしよう

大きく伸びをして腕を下ろす。たったそれだけで、本来あるべき体のポジションをとれます。

これだけ！

大きくのびをする

背すじを伸ばし、足を肩幅に開いて、両足はまっすぐに平行で立つ。両手を真上に上げて組み、大きくのびをする。

Point

足は肩幅に開き、両足はまっすぐに平行にして立つ

手を下ろす

のびをした腕を横から静かに下ろせば、正しい立ち方の完成。ときどきこの方法をくり返し、立ち方を体で覚えておこう。

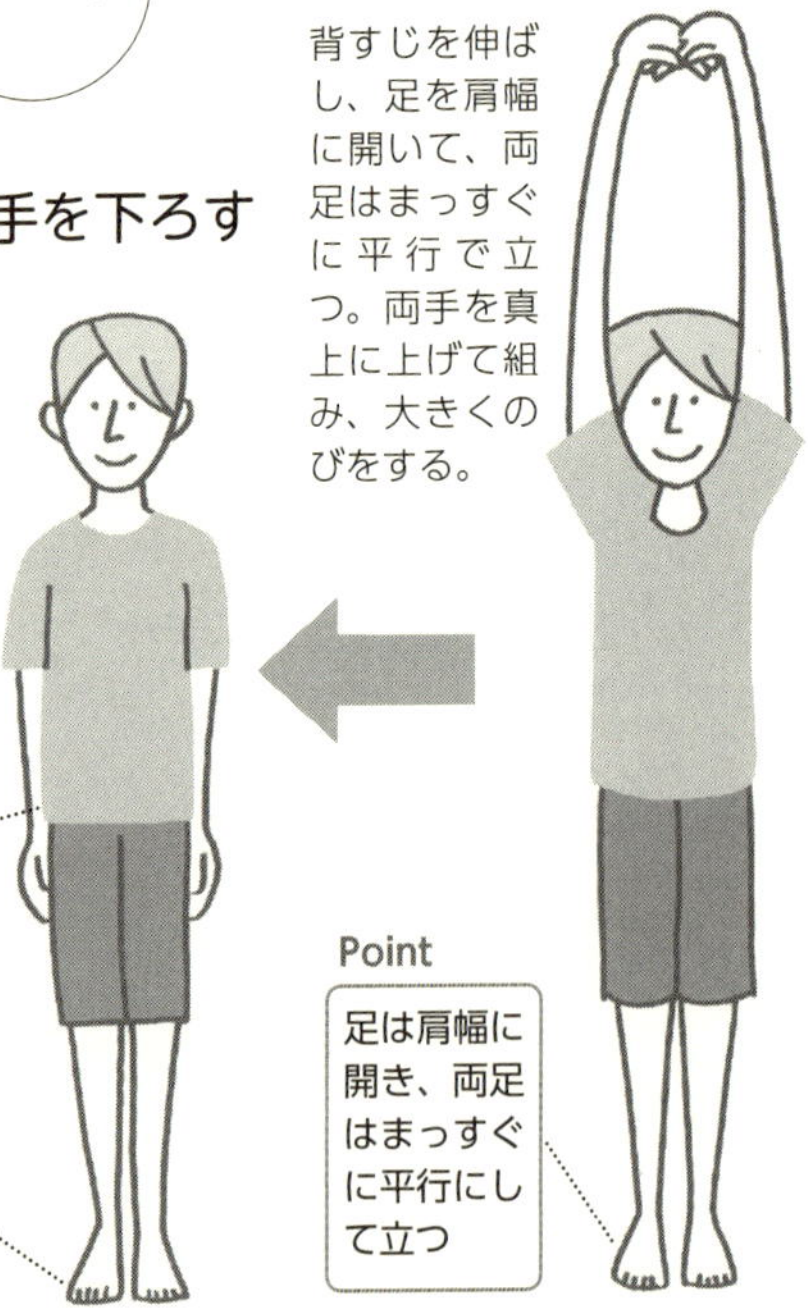

Point

おなか周りが引きしまっている

Point

親指、小指、かかとの３点に重心がかかっている

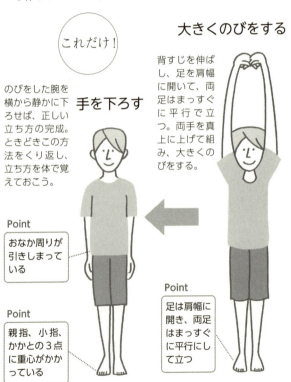

座っていても体のスイッチはオンになる

疲れない姿勢の感覚

正しい姿勢のポイントは、「あごを引く」「胸を張る」の2つ。これが一度にできてしまうコツがあります。
※デスクワーク、移動時間が長時間になるときなどは、P96のように背伸びをして手を横から下ろすのを座りながらやると、より疲れない姿勢になります。

コツは 耳の後ろを上へ 引き上げるだけ！

身体測定のときに、背筋を伸ばしたあの状態が、本来の正しい姿勢。耳の後ろにでっぱった骨のあたりを、上に引き上げよう。そうすれば重心が自然にセンターにきて、もっとも身体に負担をかけない状態になる。

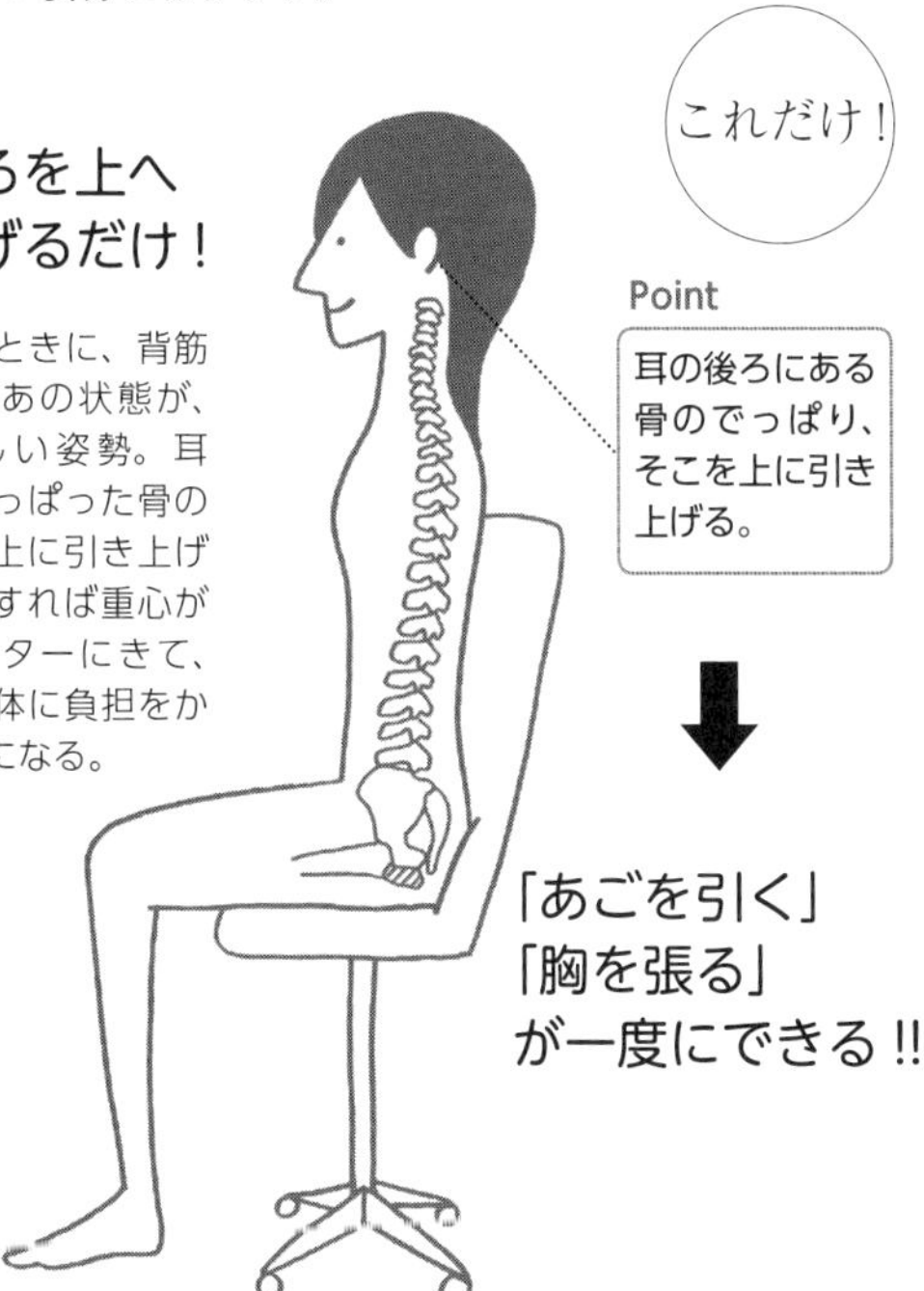
これだけ！

Point
耳の後ろにある骨のでっぱり、そこを上に引き上げる。

「あごを引く」

「胸を張る」

が一度にできる!!

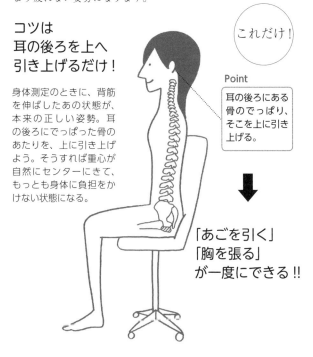

1日1回好きなものから！ 2週間後にもう一度姿勢テストをしてみよう

1

バルーンストレッチ

胸を開くことで、酸素を十分にとりこみ、上半身がまっすぐ伸びる。肩こりが気になる人、疲れがたまりがちな人におすすめ。

1 まずは正しい姿勢で座る

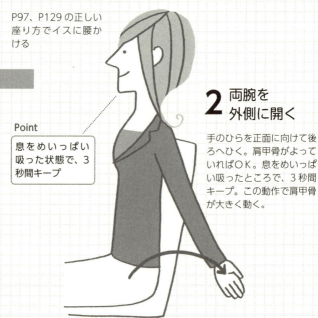

P97、P129の正しい座り方でイスに腰かける

Point

息をめいっぱい吸った状態で、3秒間キープ

2 両腕を外側に開く

手のひらを正面に向けて後ろへひく。肩甲骨がよっていればOK。息をめいっぱい吸ったところで、3秒間キープ。この動作で肩甲骨が大きく動く。

3 腕をゆっくり戻す

少しずつゆっくりと息を吐きながら、腕をもとの位置に戻す。回数は1回でもいいので、深い呼吸を意識しながら、ていねいに確実におこなうことが大事。

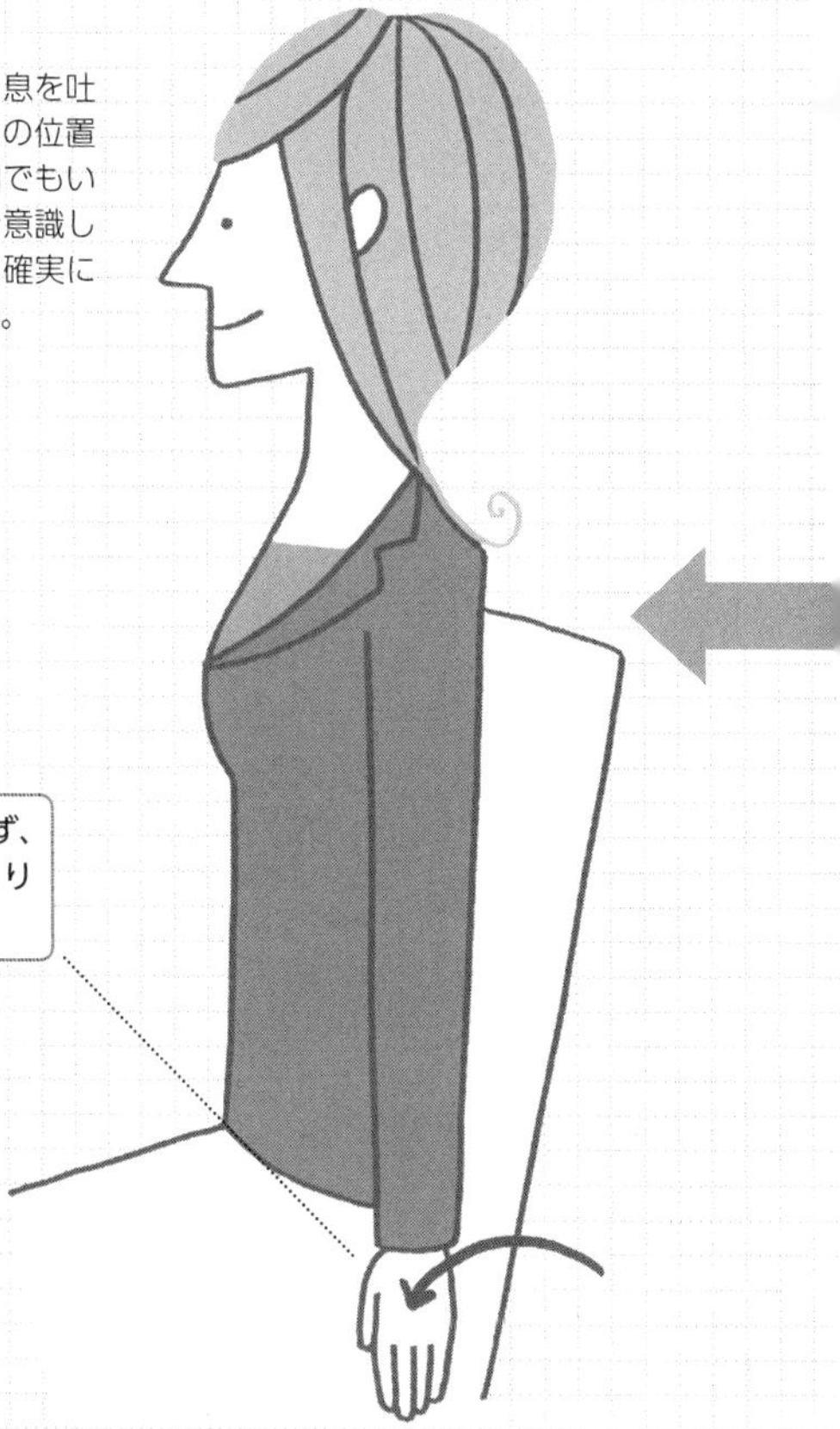

Point

秒数は気にせず、なるべくゆっくり腕を戻す

1日1回好きなものから！　2週間後にもう一度姿勢テストをしてみよう　2

もも裏ストレッチ

長時間のデスクワークで硬くなりがちな、太もも裏側の筋肉を刺激するストレッチ。足のむくみ、だるさに悩む人にも！

1 まずは正しい姿勢で座る

P97、P129の正しい座り方でイスに腰かける。

2 片足を前にのばす

片足を前に出して、ひざが曲がらないようにまっすぐのばし、足首は直角に曲げる。反対側の足は、ひざがほぼ直角になる程度に曲げておく。

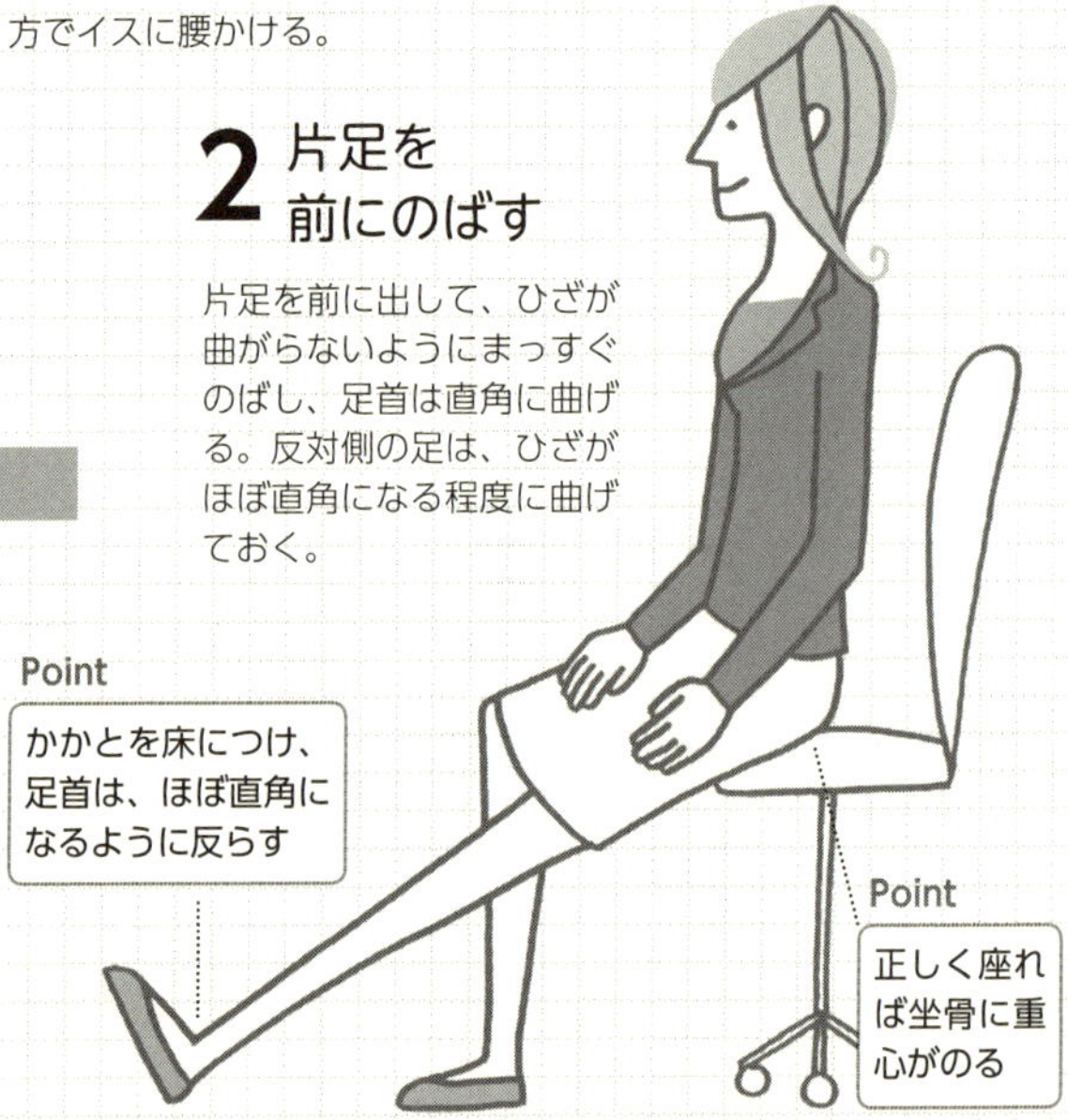
Point
かかとを床につけ、足首は、ほぼ直角になるように反らす
Point
正しく座れば坐骨に重心がのる

3 上半身を前に倒す

股関節を深く曲げ、体をまっすぐ前に倒す。足の後ろ側がのびていることを意識して。そのままひと呼吸ぶんキープし、ゆっくりともとに戻す。2～3回くり返し、反対側も同様におこなう。

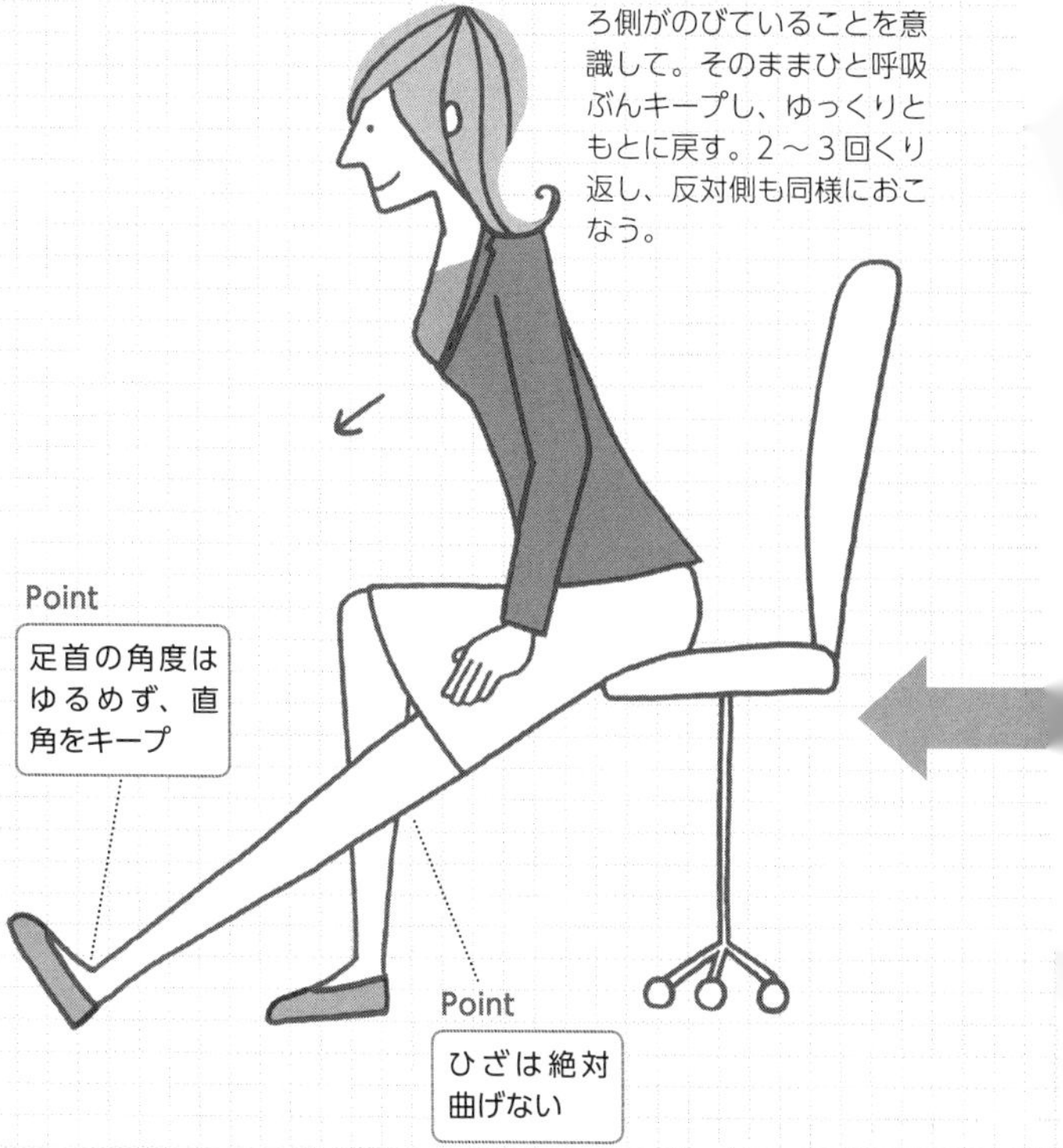
Point
足首の角度はゆるめず、直角をキープ
Point
ひざは絶対曲げない

1日1回好きなものから！ 2週間後にもう一度姿勢テストをしてみよう

3

天使のはねストレッチ

人目につかない動きで、肩甲骨まわりをゆるめる。胸を開く効果があり、立ったままでも目立たずにできる。

1 まずは正しい姿勢で立つ

P96の、正しい立ち方で立つ。

Point
肩甲骨の動きにひっぱられて、胸が開く

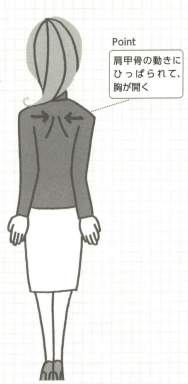

2 肩甲骨を内側に寄せる

両肩を後ろにゆっくりとひき、左右の肩甲骨を内側にひき寄せる。

3 肩を下げる

肩甲骨をよせたまま肩を下げる。肩の力を抜いて、リラックスした状態で、計2～3回おこなう。

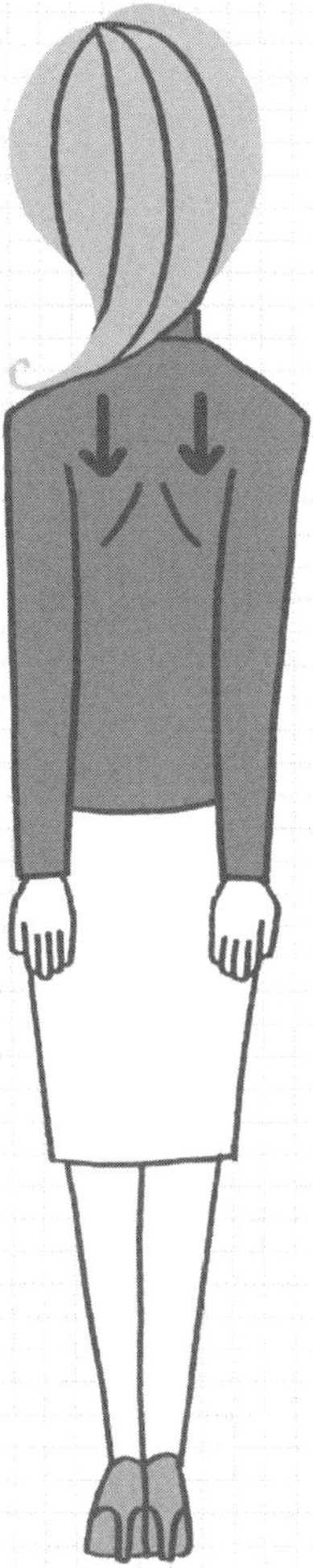

1日1回好きなものから！ 2週間後にもう一度姿勢テストをしてみよう

4

ひざ抱えこみストレッチ

股関節まわりをゆるめるストレッチ。お風呂上がりや寝る前などに、ちょっと体をのばすつもりで気軽にやろう。

1 ひざの上で両手を組む

両足をまっすぐそろえて、あお向けになる。右ひざを曲げ、両手で抱えこむ。やわらかいベッドの上より、畳やじゅうたんの上でおこなうといい。

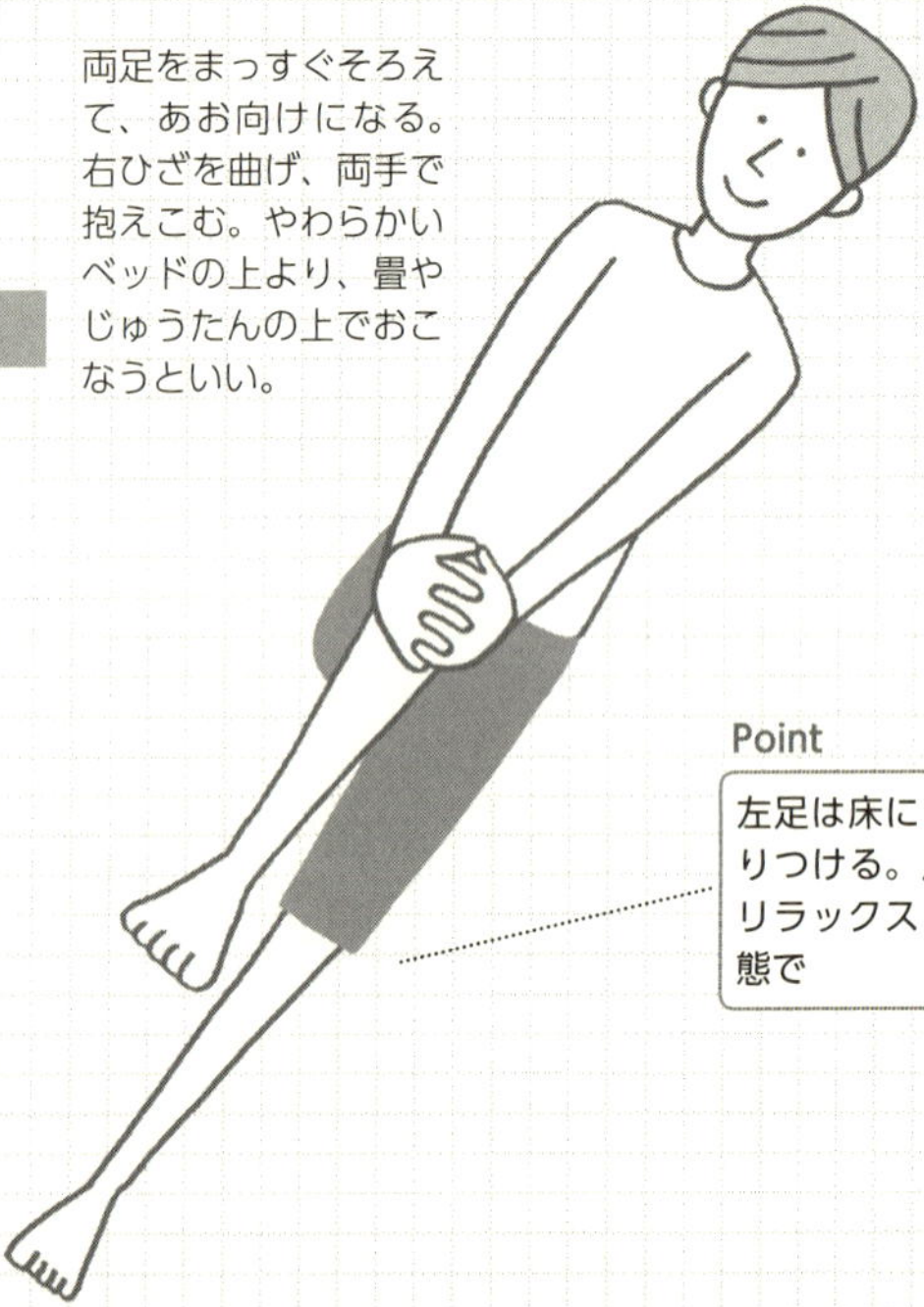

Point

左足は床にぴったりつける。足首はリラックスした状態で

2 ひざを胸側にひき寄せる

できるだけ胸に近い位置までひざをひき寄せ、もとに戻す。計3回を目安におこなう。反対側も同様に。

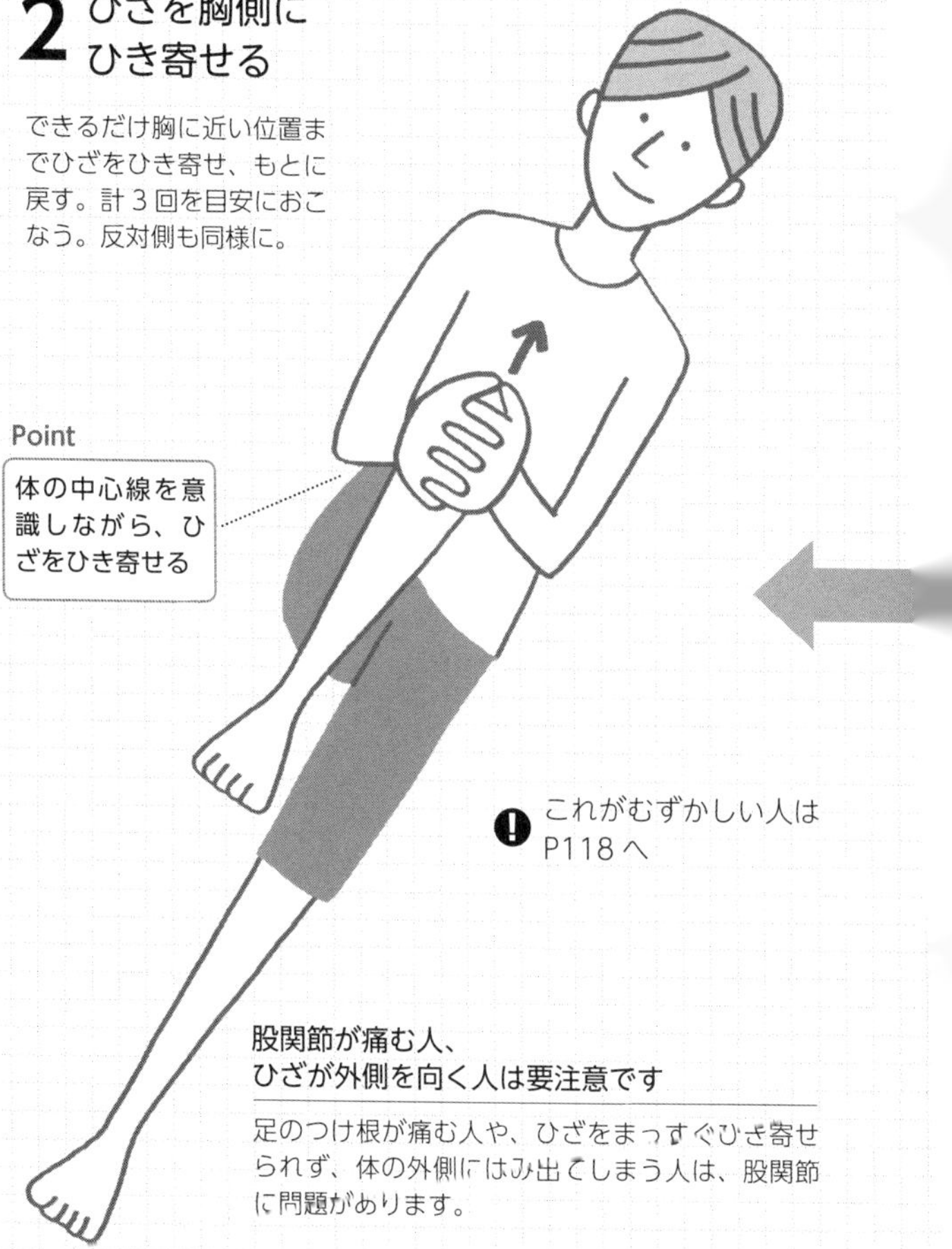
Point
体の中心線を意識しながら、ひざをひき寄せる

これがむずかしい人はP118へ

股関節が痛む人、ひざが外側を向く人は要注意です

足のつけ根が痛む人や、ひざをまっすぐひき寄せられず、体の外側にはみ出てしまう人は、股関節に問題があります。

1日1回好きなものから！ 2週間後にもう一度姿勢テストをしてみよう

4

足首クロスストレッチ

悪い姿勢を続けていると、足の前側の筋肉ばかりに負担がかかり、裏側の筋肉が衰えてくる。ストレッチで、機能を高めよう。

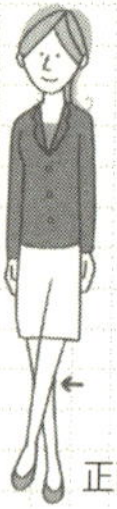

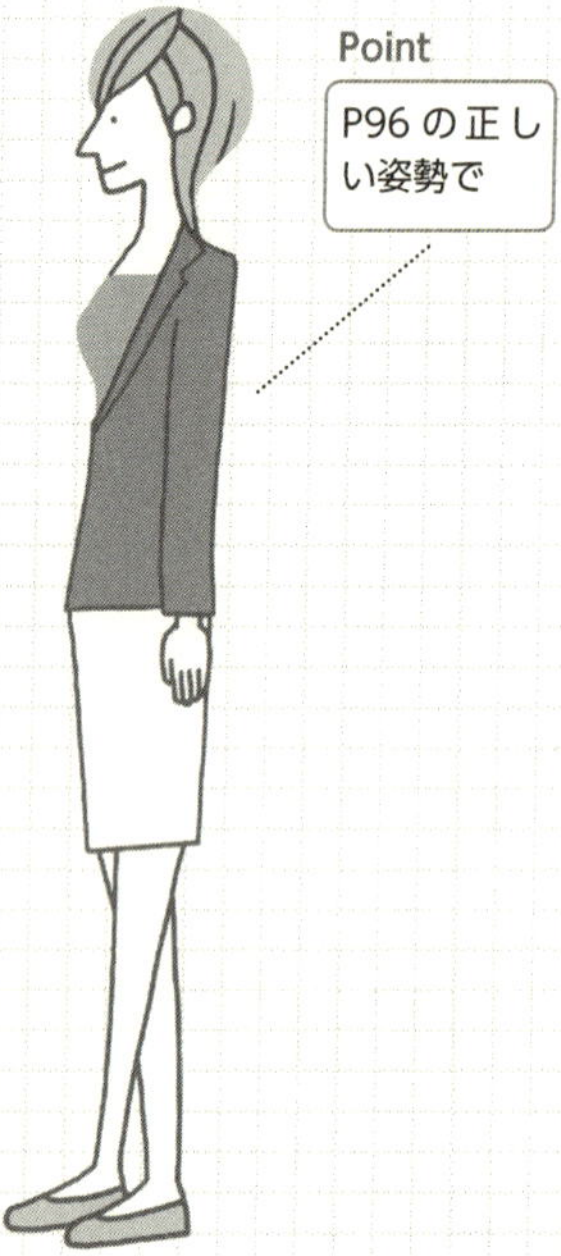

1 まずは正しい姿勢で立つ

P96の、正しい立ち方で立つ。

2 足首をクロスさせる

左足を、右足の右ななめ前にずらし、つま先だけでなく足の裏全体を床につける。右足を軸足にして、足をクロスさせた状態となる。

Stretch

3 つま先を上下させる

かかとをつけたまま、右足のつま先を上下させる。ふくらはぎの裏側が伸びていることを意識して。計10回ほど上下させ、反対側も同様に。

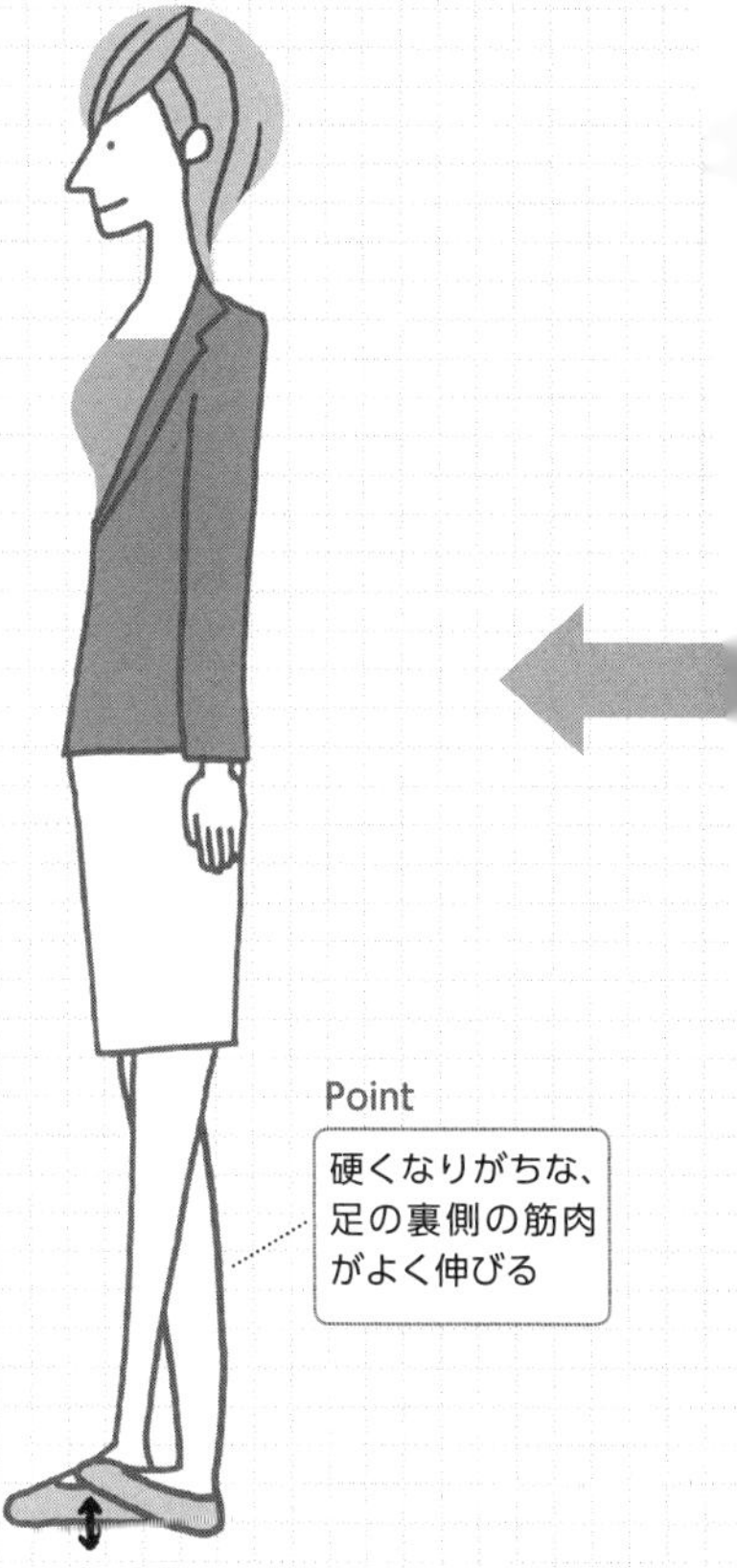
Point
硬くなりがちな、足の裏側の筋肉がよく伸びる

ストレッチ後に前屈すると、効果が実感できます

パッと見は簡単そうですが、ふくらはぎの裏側の筋肉に、かなり効きます。ストレッチ後は、試しに前屈してみてください。いままでより体がやわらかくなり、若返っているのが実感できます。

1日1回好きなものから！　2週間後にもう一度姿勢テストをしてみよう

5

あぐらストレッチ

悪い姿勢を長く続けていると、体が硬くなっている。股関節の動きをよくして、内ももの筋肉を伸ばそう。

1 足の裏を合わせて座る

あぐらをかき、左右の足の裏をぴったり合わせる。骨盤がまっすぐ起きていることを意識して、あごをひいて背すじをのばす。

正面

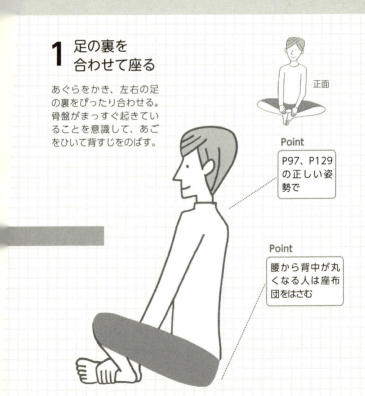

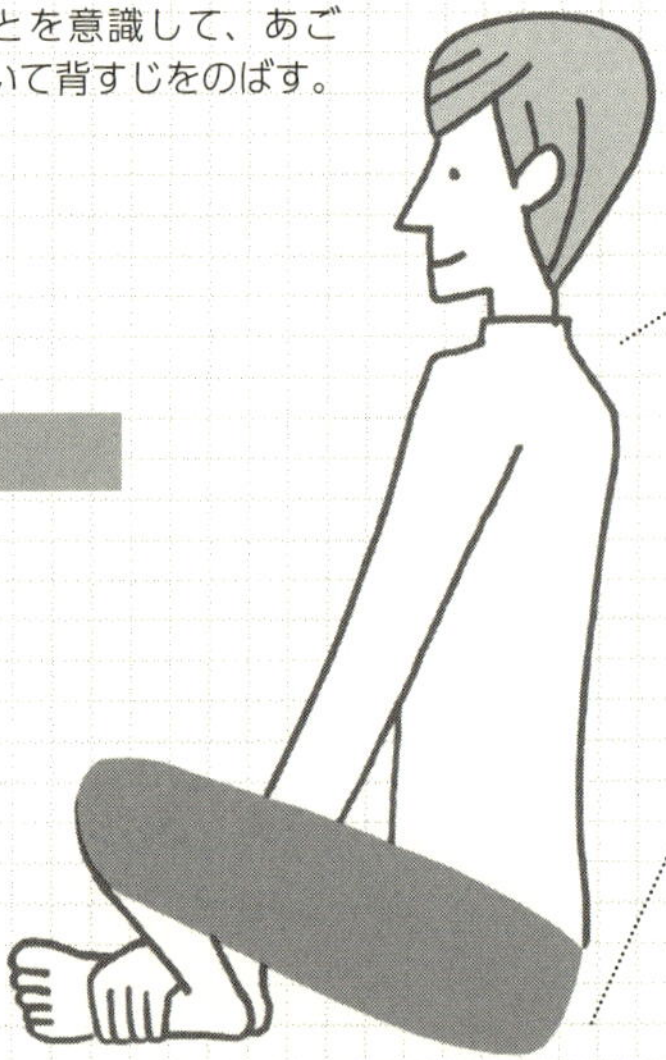
Point
P97、P129の正しい姿勢で
Point
腰から背中が丸くなる人は座布団をはさむ

2 上半身を前に倒す

息を吐きながら、上半身をゆっくりと前に倒し、床に近づける。股関節から、体を倒す意識で。内ももの筋肉がのびていることを意識する。計2～3回。

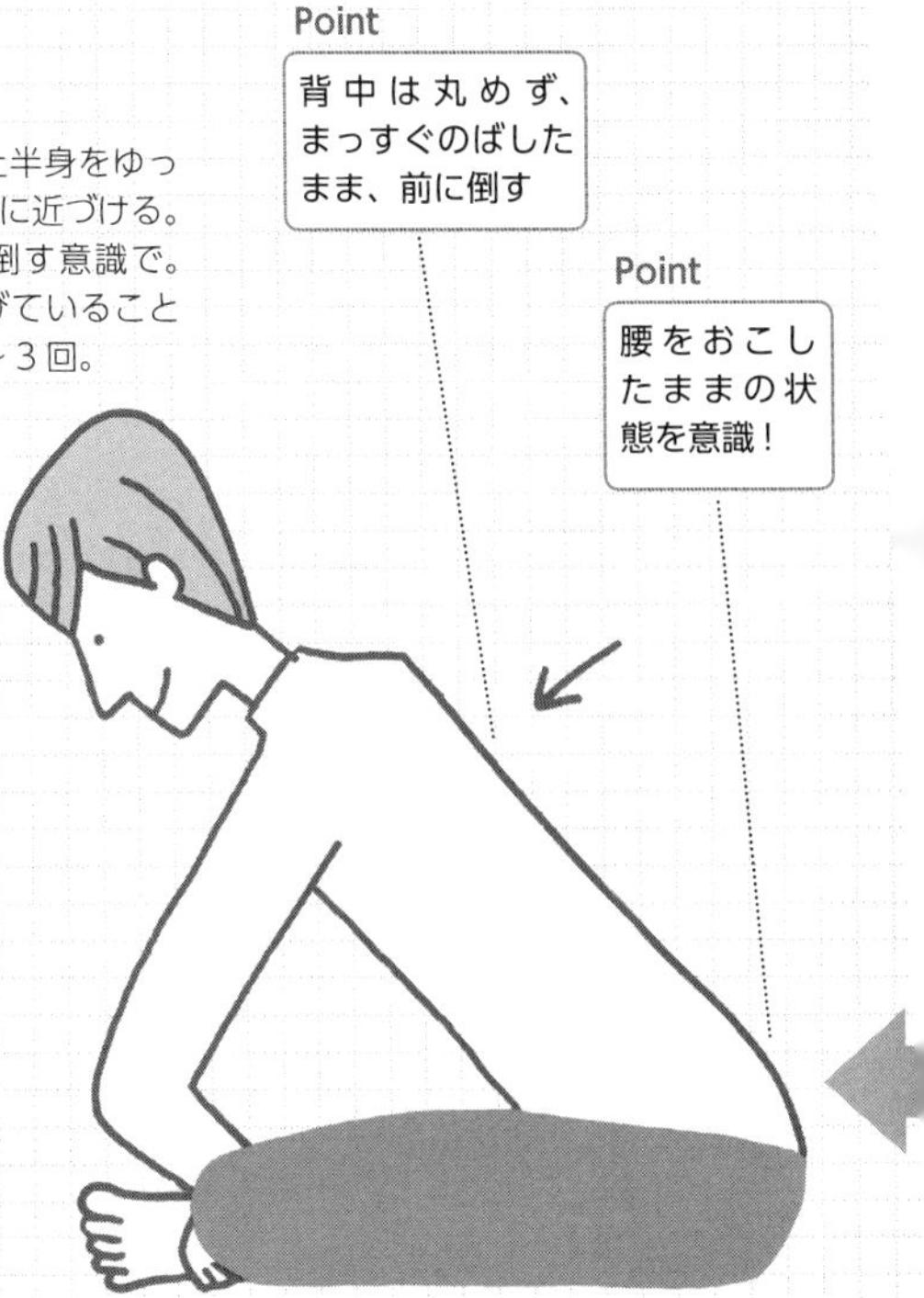
Point
背中は丸めず、まっすぐのばしたまま、前に倒す
Point
腰をおこしたままの状態を意識！

おなか、胸、顔の順に、床に近づけていきましょう

よくある間違いが、頭だけ床にくっつけようとして、上半身を曲げてしまうことです。上半身はまっすぐのまま、おなか、胸、顔の順に、床に近づけるようにしましょう。

1日1回好きなものから！ 2週間後にもう一度姿勢テストをしてみよう

6

座り前屈ストレッチ

座っておこなう前屈で、足の後ろ側の筋肉を伸ばす。上半身を前に倒すときに、腰ではなく、股関節を深く曲げることを意識しよう。

1 足を伸ばして正しい姿勢で座る

足をまっすぐ伸ばして座り、背すじをのばす。腰から背中が丸くなる人は、おしりの下に座布団をはさむ。足首を直角に曲げ、足の後ろ側の筋肉が伸びているのを意識する。

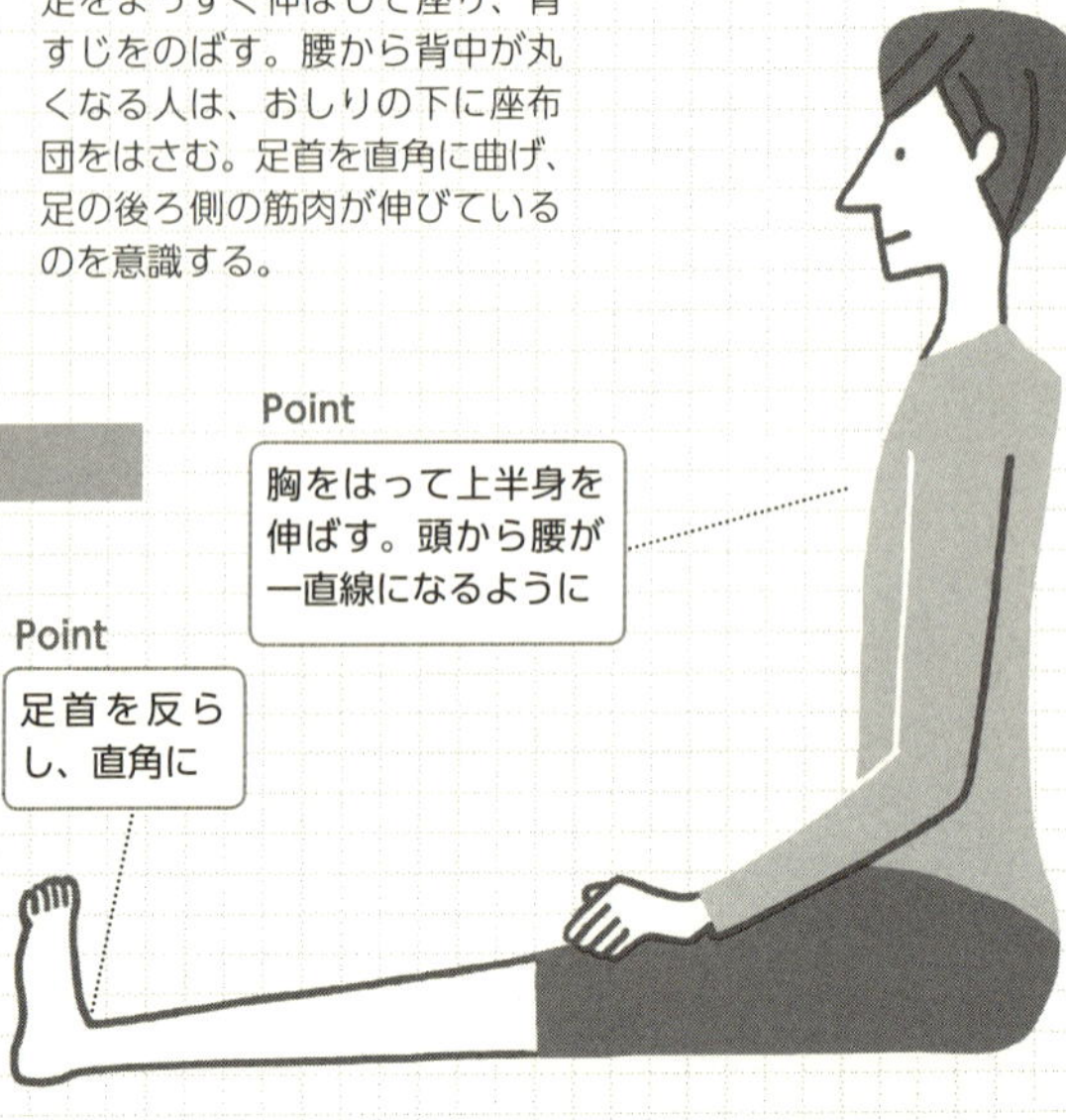
Point
胸をはって上半身を伸ばす。頭から腰が一直線になるように
Point
足首を反らし、直角に

Stretch

2 上半身を前に倒す

手で足先をつかみ、息をゆっくり吐きながら、股関節から体を前に倒し、胸を足に近づける。ひざが曲がらないよう注意しよう。計2～3回。

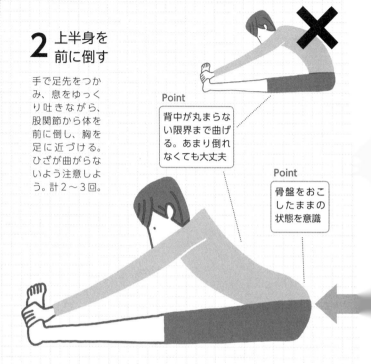

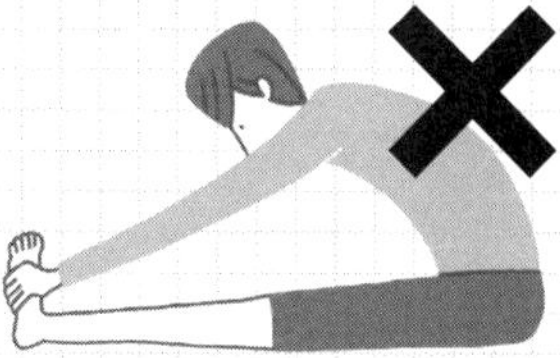

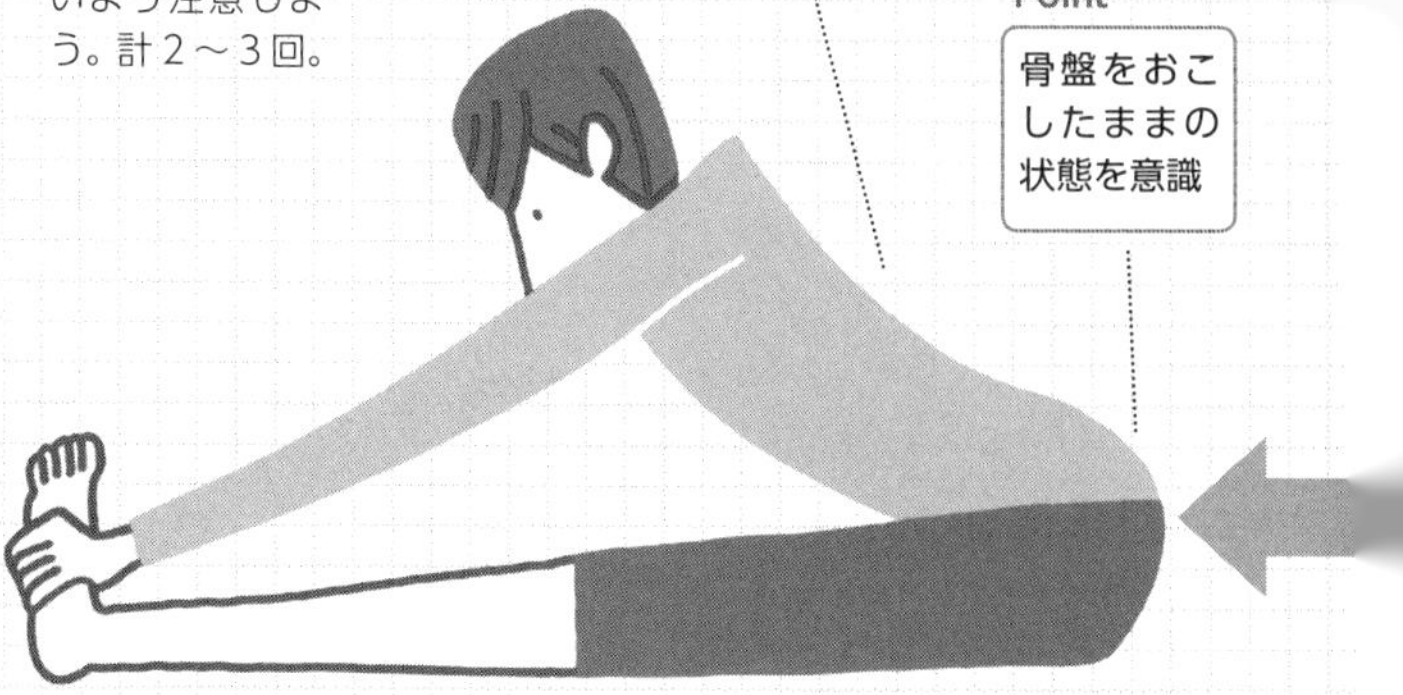
Point
背中が丸まらない限界まで曲げる。あまり倒れなくても大丈夫
Point
骨盤をおこしたままの状態を意識

ひざが浮いてしまわないよう、手でしっかり押さえましょう

上半身を倒すときに、顔や胸が足にぴったりつかなくても大丈夫。大切なのは、ひざが浮かないように手でしっかり押さえつつ、足の後ろ側の筋肉をていねいに伸ばすことです。

1日1回好きなものから！ 2週間後にもう一度姿勢テストをしてみよう

7

L字開脚ストレッチ

正しい姿勢で足をまっすぐ伸ばして立つには、足の内側の筋肉も重要。立ち方、歩き方が気になる人ほど、とくに念入りに。

1 両足を開いて座る

足を伸ばして座り、できるだけ大きく広げる。背中、腰が丸くなる人は、おしりの下に座布団をはさむ。足の内側の筋肉が伸びていることを意識して。

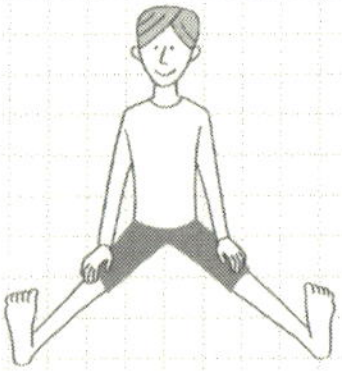

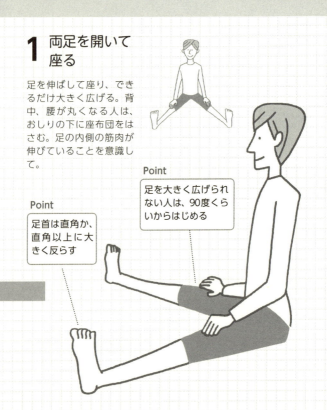

Point
足を大きく広げられない人は、90度くらいからはじめる

Point
足首は直角か、直角以上に大きく反らす

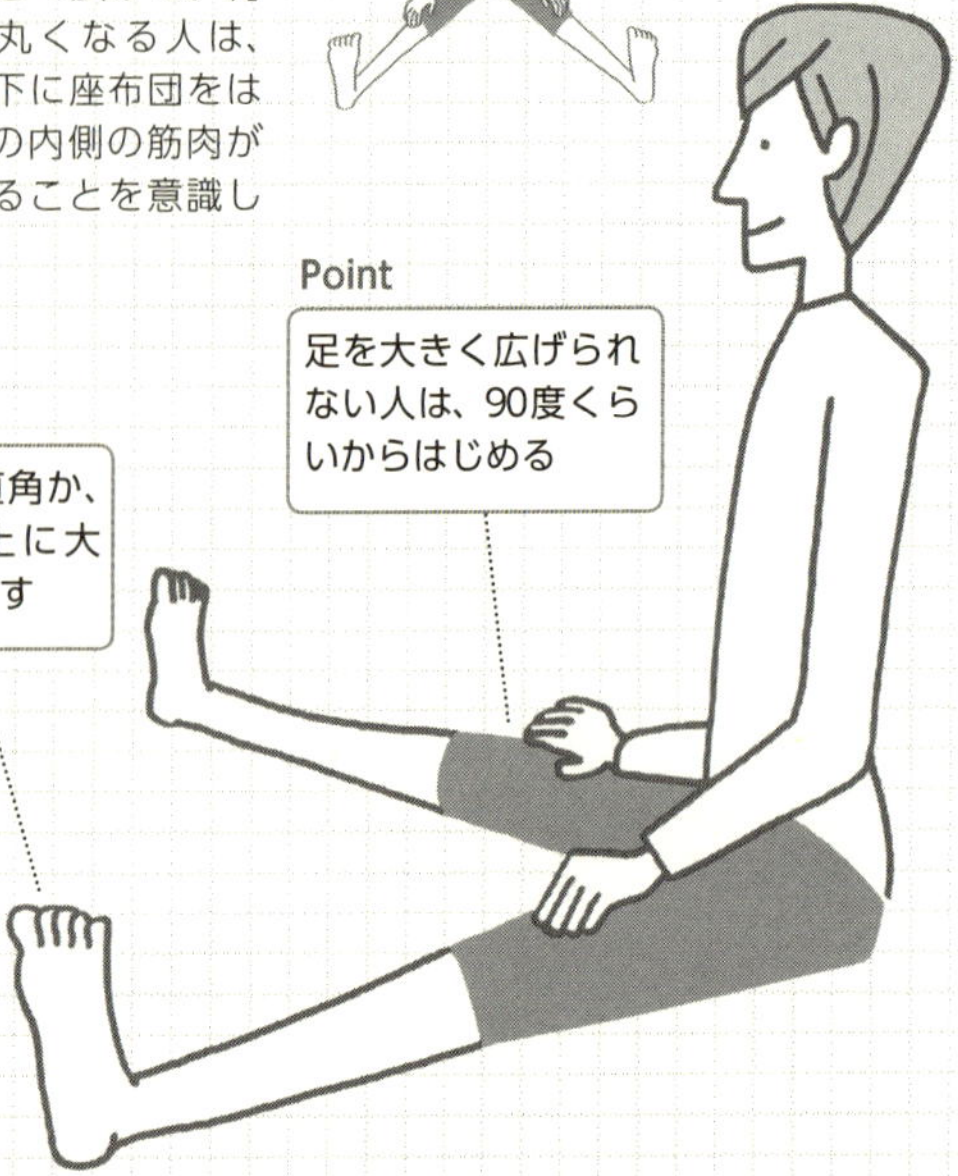

2 上半身を前に倒す

背すじを伸ばし、息をゆっくり吐きながら上半身を前に倒す。背中が丸まらないよう、股関節から前に倒す感覚で。計 2 ～ 3 回がめやす。

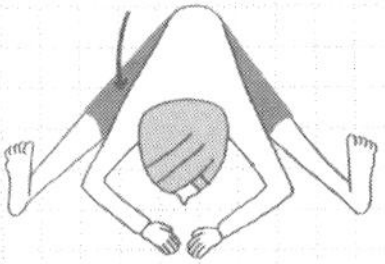

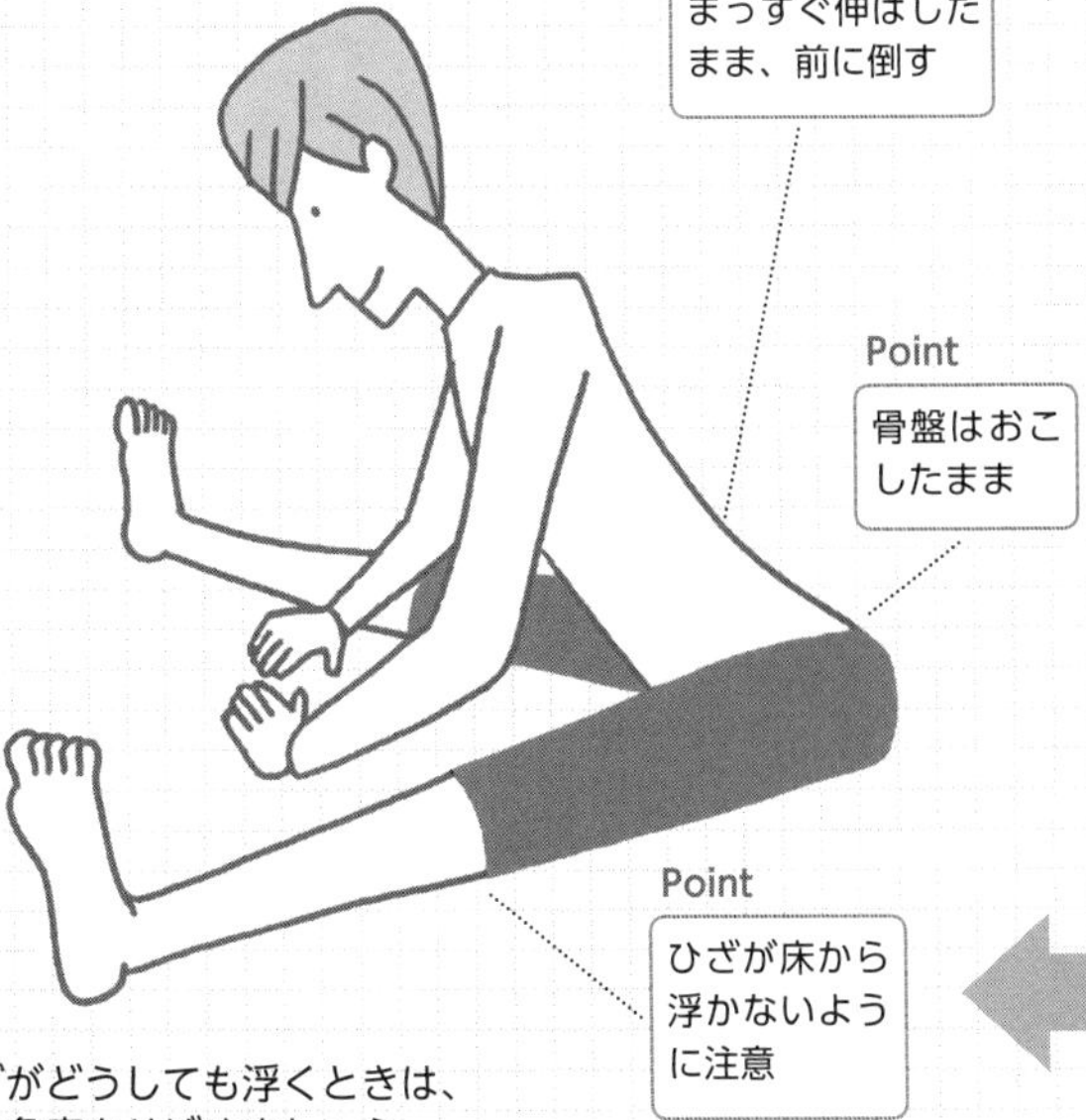
Point
背中は丸めず、まっすぐ伸ばしたまま、前に倒す
Point
骨盤はおこしたまま
Point
ひざが床から浮かないように注意

ひざがどうしても浮くときは、足の角度をせばめましょう

上半身を前に倒すとき、ひざが浮いてしまう人もいるかもしれませんね。そんなときは、足の開きをせばめましょう。最初は、90度くらいでも十分です。慣れたら、少しずつ広げていきましょう。

1日1回好きなものから！ 2週間後にもう一度姿勢テストをしてみよう 8

首まわしストレッチ

デスクワークが長く、頭が前に傾きがちな人におすすめのストレッチ。首の後ろの筋肉が刺激され、首がまっすぐ伸ばしやすくなる。

Point

首だけでなく背すじもまっすぐのびた状態で

1 まずは正しい姿勢で座る

P97、P129の正しい座り方でイスに腰かける

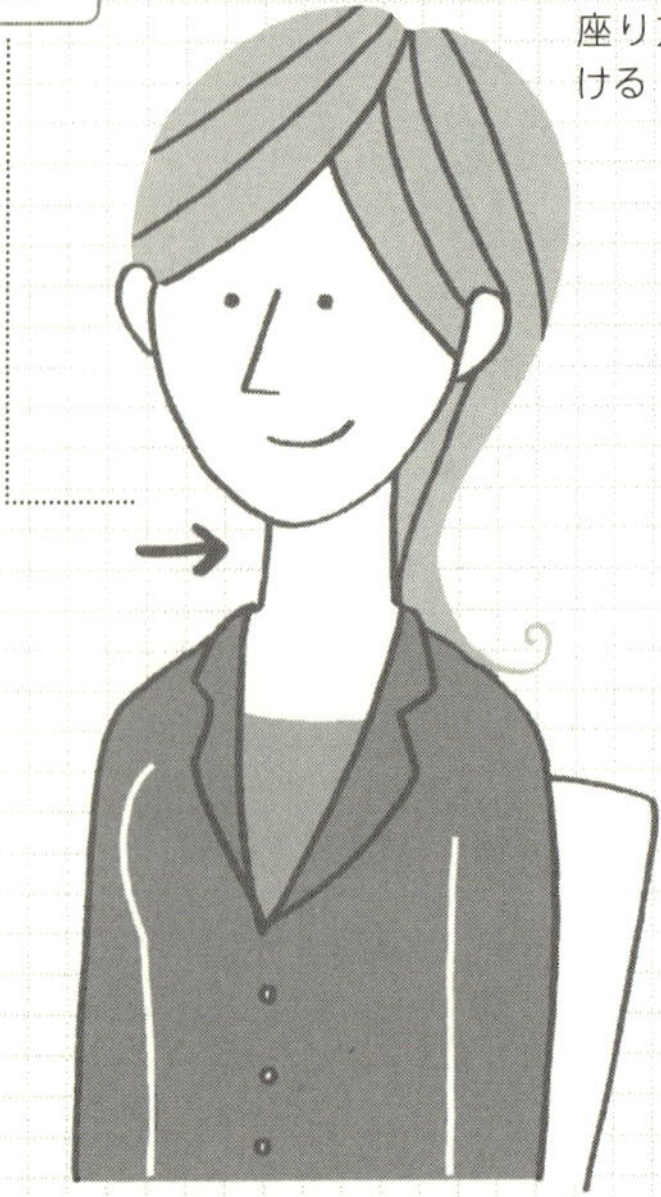

Point

首にある骨がひとつずつ動いているのを確認しながらゆっくりやる

2 首をまわす

1の姿勢のまま、首を左側にまわす。反対側も同様に。動きにくいかたは、普段反対ばかり向いているということ。

Point

首を動かすときに、息を止めないように注意

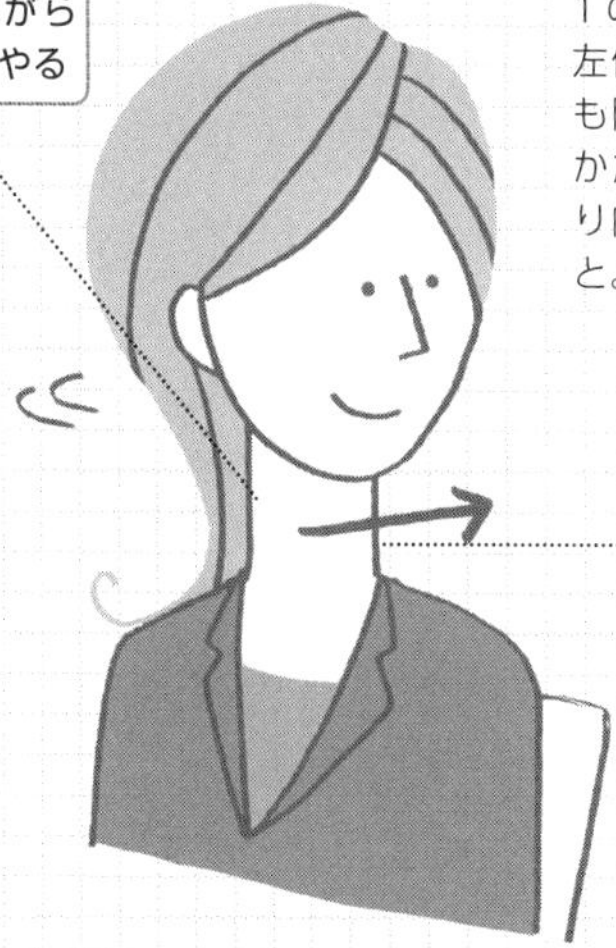

パソコンをよく使う人は、目のストレッチもおこないましょう

パソコン作業を長く続けていると、目もとの一部の筋肉だけが酷使され、残りの筋肉は衰えてきてしまいます。ときどき眼球を時計まわり（または反時計まわり）にぐるりと動かして、目のストレッチをしましょう。動かしにくい方向は、とくに念入りに。

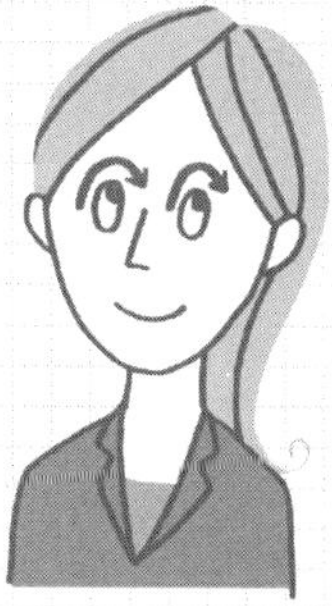

1日1回好きなものから！ 2週間後にもう一度姿勢テストをしてみよう

9

骨盤まわし

デスクワークが多い人は、骨盤がゆがみ、特定の方向に固定されていることが多いもの。前後左右に動かして、ゆがみを正そう。

1 まずは正しい姿勢で座る

P97、P129の正しい座り方でイスに腰かける

2 円を描くように骨盤を動かす

骨盤に上体がまっすぐのっていることを意識しながら、骨盤を反時計まわりにゆっくり動かす。このとき、上体が傾かないように注意する。計5～10回をめやすにし、反対方向も同様におこなう。

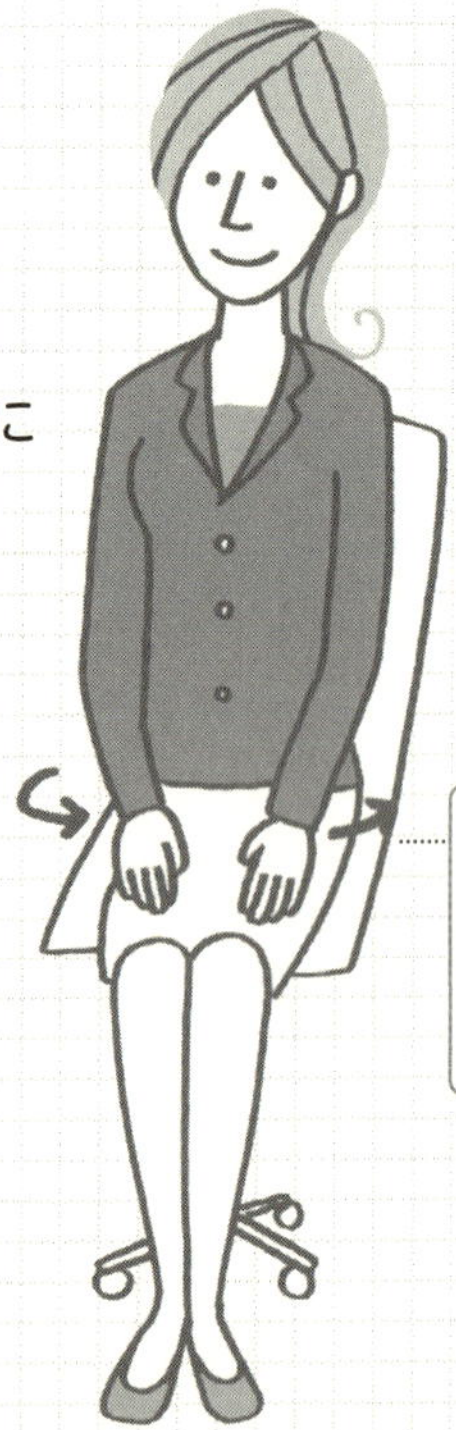

Point

動かしにくい方向は、とくに意識して、ていねいにおこなう

わかりにくい人は立ってやってみる

骨盤がうまくまわらない人、骨盤ではなく上体がまわってしまう人は、立ち上がって骨盤に手をあててやってみると、やりやすい。ここでもまずは、P96の正しい立ち方で立つことから始める。

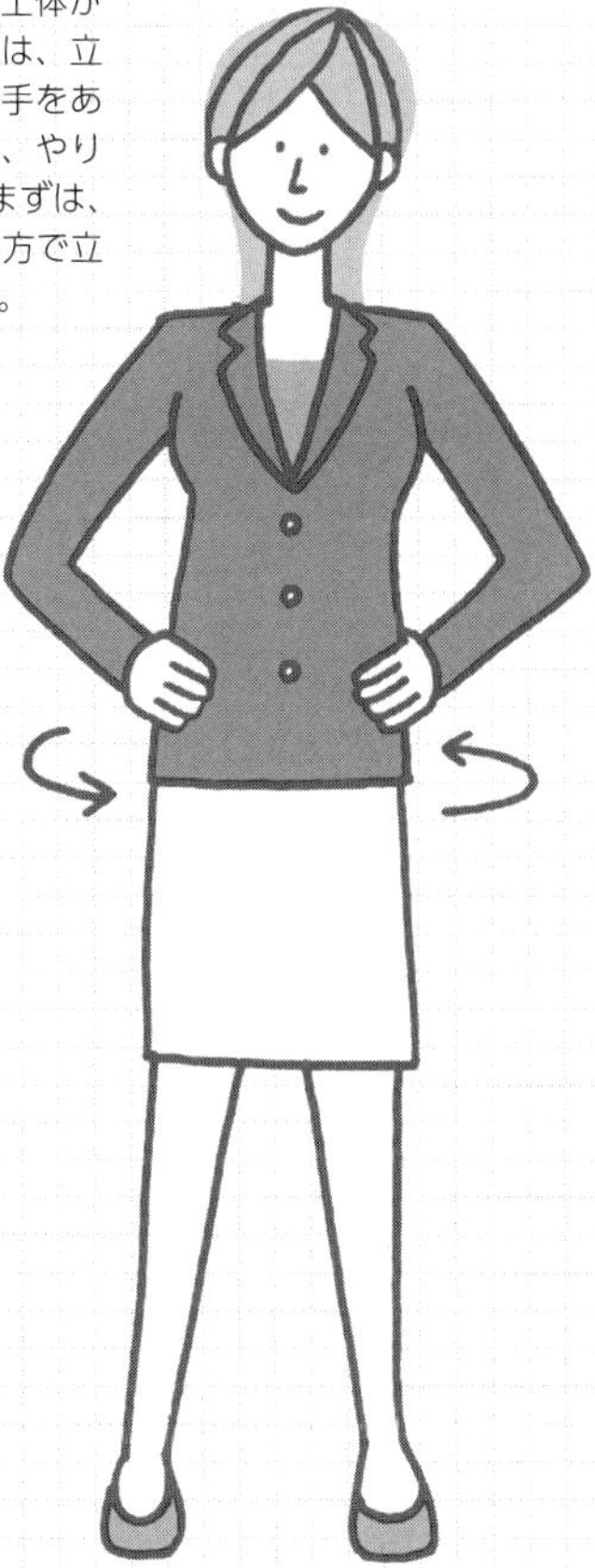

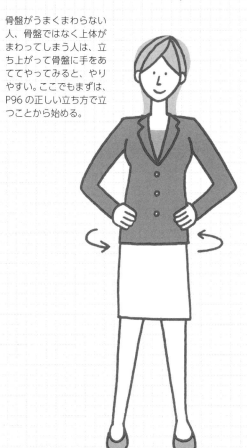

1日1回好きなものから！　2週間後にもう一度姿勢テストをしてみよう　10

股関節ストレッチ

上半身と下半身をつなぐ股関節まわりの筋肉を伸ばし、柔軟性を高めることで、まっすぐきれいに立てるようになります。

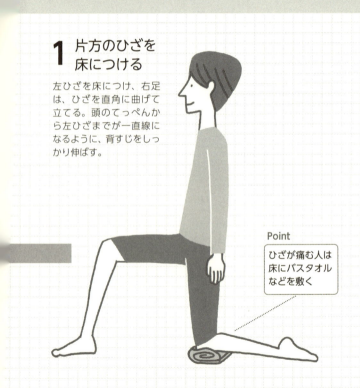

1 片方のひざを床につける

左ひざを床につけ、右足は、ひざを直角に曲げて立てる。頭のてっぺんから左ひざまでが一直線になるように、背すじをしっかり伸ばす。

Point

ひざが痛む人は床にバスタオルなどを敷く

2 体の重心を前にずらす

背すじを伸ばしたまま、体の重心を前にずらす。息を吸いながら、左手をゆっくりと頭上までひき上げる。続いて息を吐きながら、ゆっくりと腕を下ろす。計2回をめやすに、反対側も同様に。

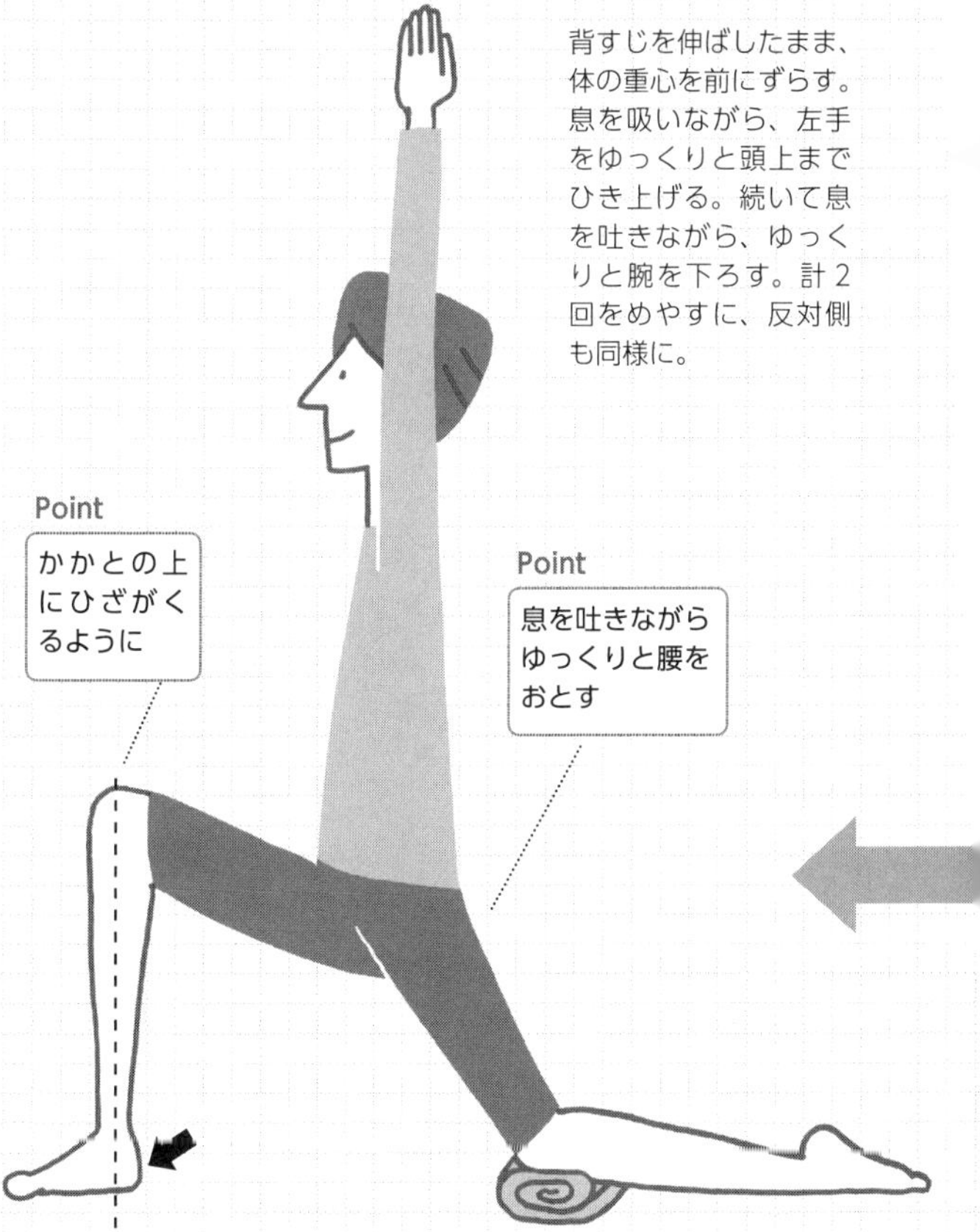
Point
かかとの上にひざがくるように
Point
息を吐きながらゆっくりと腰をおとす

1日1回好きなものから！　2週間後にもう一度姿勢テストをしてみよう

11

ポールストレッチ

寝たままできるストレッチなので、起床時や就寝前にもおすすめ。リラックス効果も高く、体が伸びる気持ちよさが実感できる。

1 タオルを背にあて、あお向けになる

下図のタオルを首～背中に縦にあて、あお向けになる。両腕は体のわきに添える。

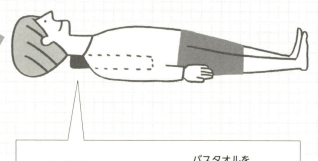

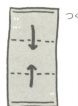

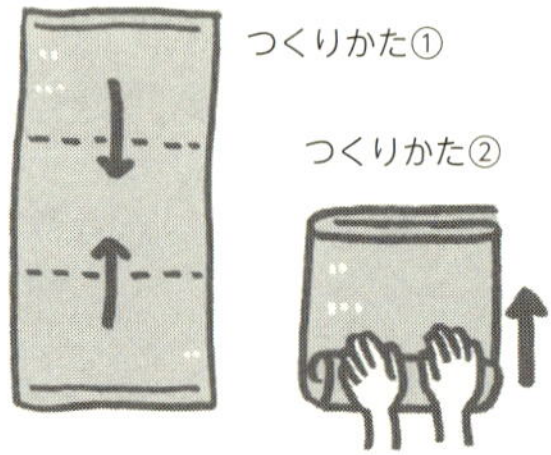

バスタオルを棒状に巻く

バスタオルを横⅓に折り畳み、縦長になるよう向きを変えて、手前からくるくる丸める。なるべくきつめに巻くといい。

2 両手をひき上げる

両腕を体と平行に前方にひき上げ、そのまま頭上へ。息をゆっくり吸いながらおこなう。腕、肩、背中の筋肉が伸びていることを意識して。

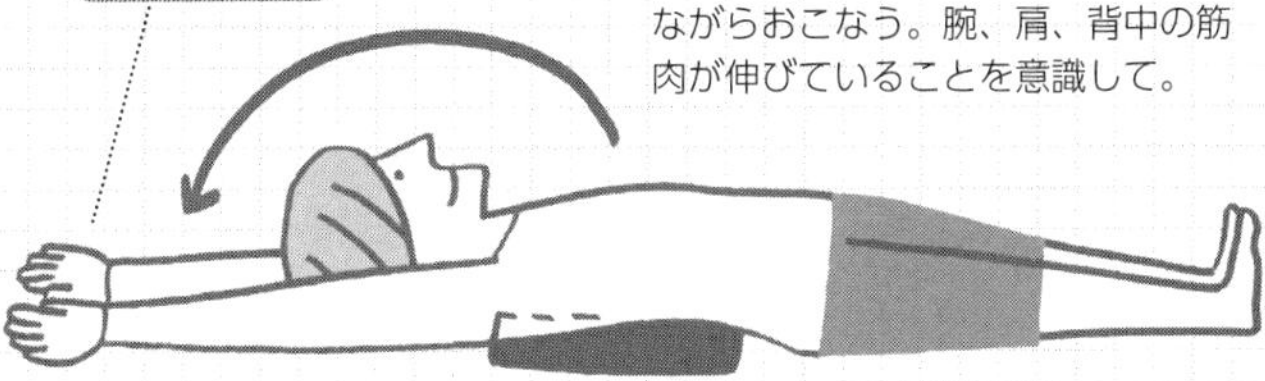
Point
手のひらは真上を向いた状態になる

3 両手を戻す

息を少しずつ吐きながら、大きな円を描くように腕をゆっくりと動かし、体の両わきに戻す。計3回をめやすにおこなう。

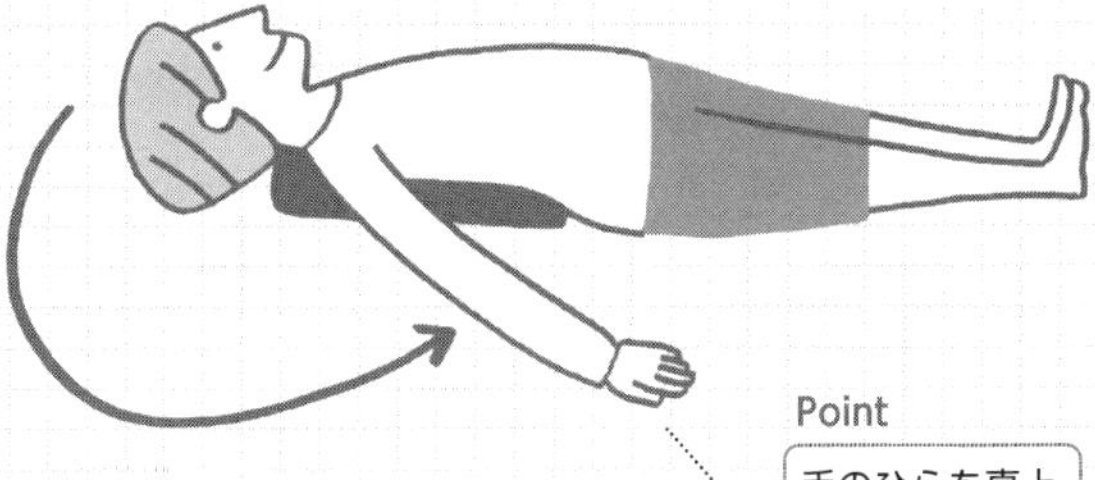
Point
手のひらを真上に向けたまま、ゆっくり動かす

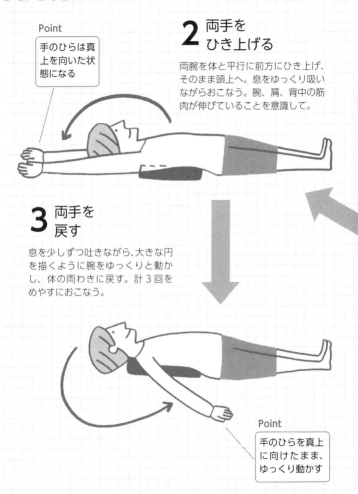

1日1回好きなものから！ 2週間後にもう一度姿勢テストをしてみよう

12

バンザイストレッチ

肩、腰、股関節、太ももなど、硬くなりがちな箇所を一度に伸ばせる。腰がはってつらく感じている人には、とくにおすすめ。

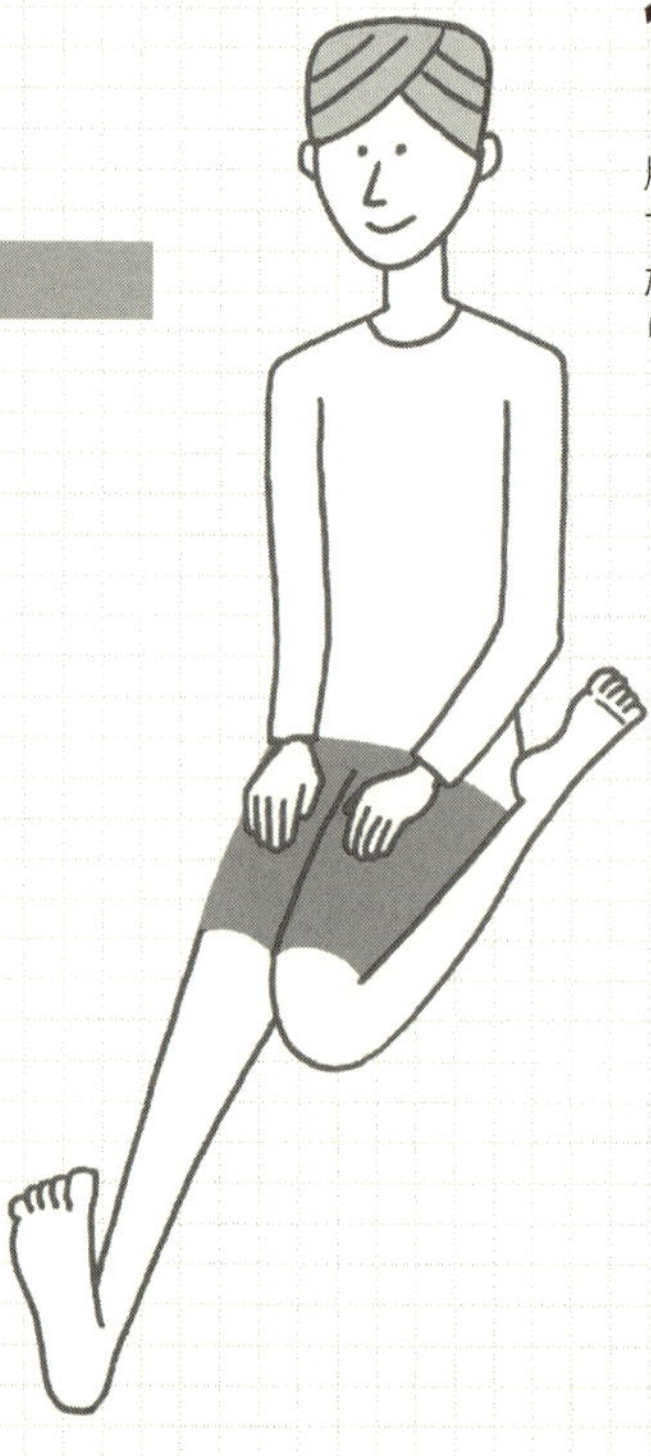

1 片割座《かたわりざ》する

片足を曲げ、もう片足を伸ばして、おしりを床につける。曲げたほうの足首の前面が、ぴったりと床につくようにする。

できないときは座布団をはさむ

座布団を2つ折りにして、おしりの下に縦にはさみこむと、やりやすい。

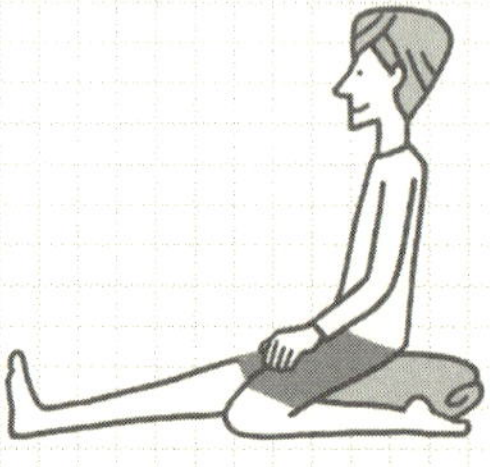

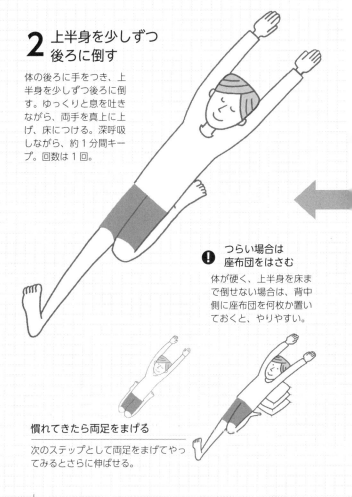

2 上半身を少しずつ後ろに倒す

体の後ろに手をつき、上半身を少しずつ後ろに倒す。ゆっくりと息を吐きながら、両手を真上に上げ、床につける。深呼吸しながら、約1分間キープ。回数は1回。

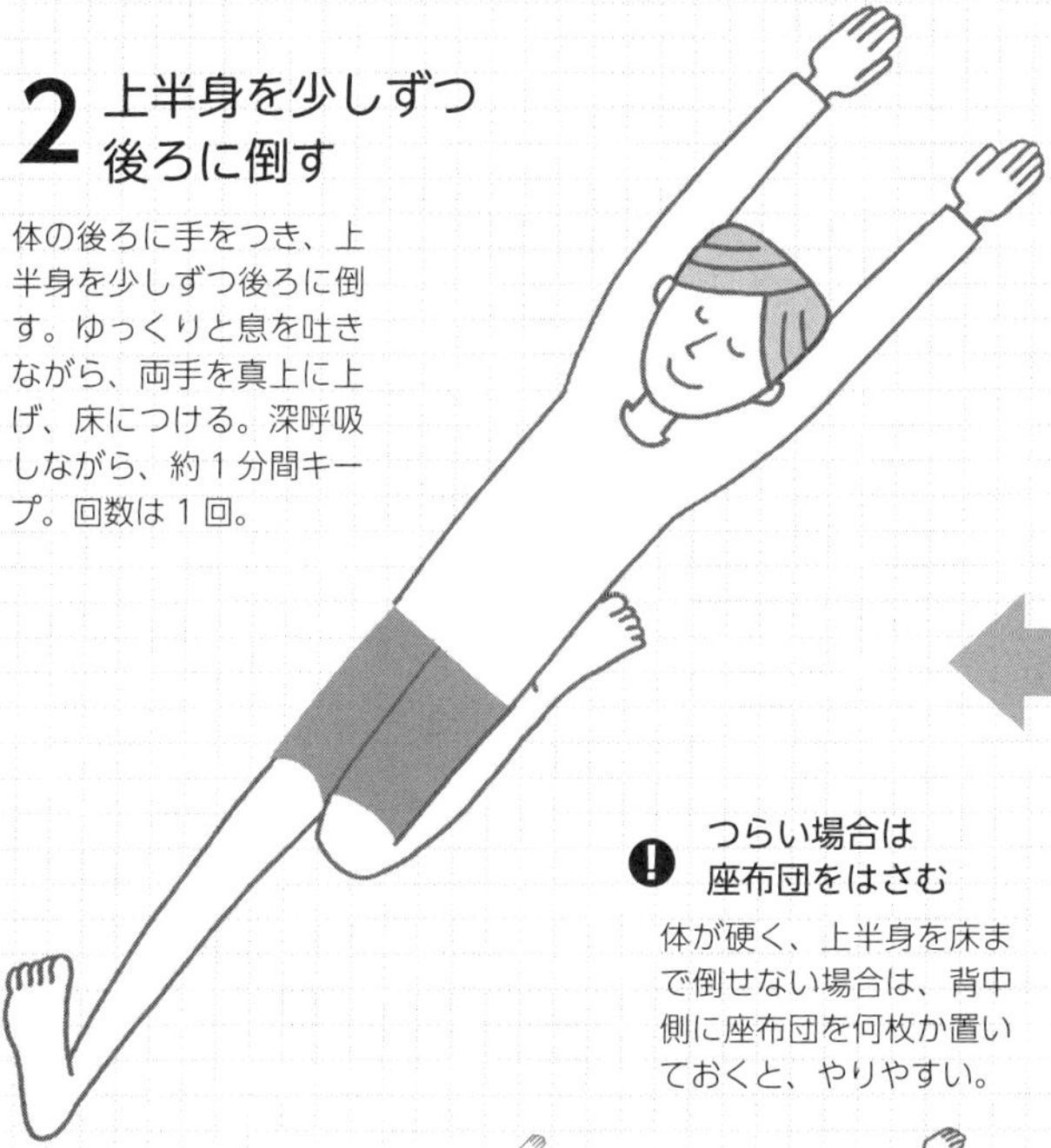

つらい場合は座布団をはさむ

体が硬く、上半身を床まで倒せない場合は、背中側に座布団を何枚か置いておくと、やりやすい。

慣れてきたら両足をまげる

次のステップとして両足をまげてやってみるとさらに伸ばせる。

第3章

オフィス&自宅の環境づくりで一生リバウンド知らず!

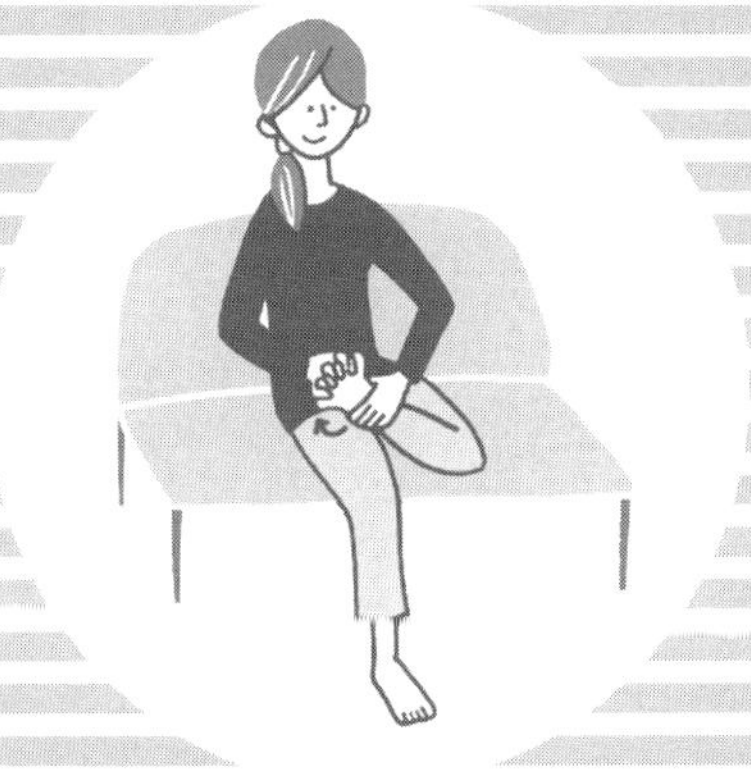

正しい座り方、立ち方で、疲れない姿勢づくり

正しい姿勢をとることは、現在あるさまざまな不調を改善し、老いなどの将来の体の変化のスピードをゆるめます。

姿勢によってあなたの体を変えることができます。それは、あなたの未来を変えることでもあるのです。

とはいえ、正しい姿勢のとり方、またそれを続けることに、むずかしさを感じているかたは大勢いるのではないでしょうか。

必要なのは、イスに座る瞬間の意識と、立つ瞬間の意識。そして、正しい姿勢でもラクに過ごせる環境づくり。この3つだけなのです。

この章では、P96、97でご紹介した正しい座り方、立ち方のときに、体はどんな状態なのかを解説します。

そして、リバウンドしないためにみなさんが継続できる疲れない姿勢づくりをくわしく紹介していきます。

「1日でいちばん長く過ごす姿勢」が、あなたの姿勢をつくる

仕事や趣味などで、毎日イスに座って作業する時間が長いという人は、かなり多いはずです。

1日でいちばん長く過ごす姿勢が、いまの姿勢をつくっています。姿勢が悪いと、体幹深部の筋肉が使われずどんどん衰えてしまいます。

そのため、**悪い姿勢で過ごしてしまうと、背骨はその形のまま固まって、ゆがみの原因となります。**

一方で、正しい姿勢で過ごすことができれば、自然にお腹に力が入って、筋肉が鍛えられます。疲れない、体に不調をきたさない姿勢を保てる体になっていくのです。

デスクワークが長い人は、P97のような座り方を意識してみましょう。

ここで一度、正しい姿勢だと体がどのような状態になるのか、改めてみてゆきましょう。

意識するのは背中じゃない

よい姿勢で座ろうと背すじを伸ばしても、短時間で疲れてしまうか、忘れてしまってすぐにもとに戻る。そんなことをくり返していませんか。

理想の座り姿勢は、**坐骨に上体がのり、骨盤が起きて、上半身を支える筋肉への負担が軽くなっている状態です。**正しく座っているときに、座面にあたる2つの骨が坐骨です。なかなかそこを意識することはむずかしいものです。

座るときに坐骨が座面にあたるのを意識しながらp97で紹介した方法をおこなえば、どこでも一瞬の意識で姿勢が整います。日常生活のふとした瞬間に、「あれ、姿勢が崩れてるな」と思ったら、手を上げて背伸びをしてみてください。または、耳の後ろを上に引き上げてみてください。そうすれば、自然とあごを引き、胸をはった姿勢になります。

もうひとつの大切なポイントは、背もたれとおしりのあいだにすき間をつくらないことです。すき間ができる人は、そこにタオルをはさんでみてください。

正しく座ると坐骨の上に重心がのる

座っているときの姿勢が悪い人は、骨盤が後ろに傾き、倒れているのが特徴だ。正しい姿勢だと、坐骨の上に体がのって、骨盤がまっすぐに立ち、理想的な姿勢になる。

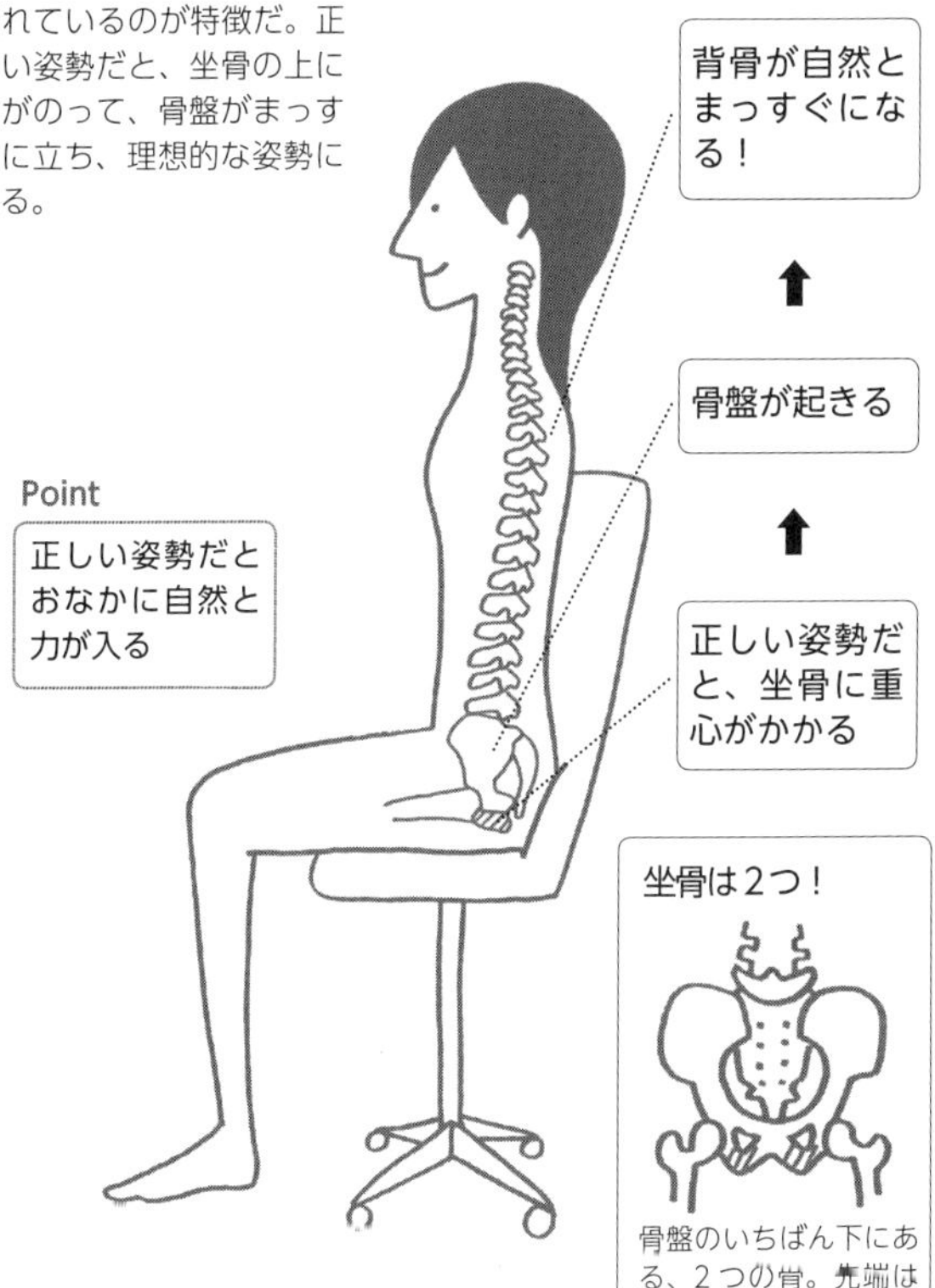

背骨が自然とまっすぐになる！
骨盤が起きる
正しい姿勢だと、坐骨に重心がかかる
Point
正しい姿勢だとおなかに自然と力が入る
坐骨は2つ！

骨盤のいちばん下にある、2つの骨。先端はややとがっている。

足を組んで美しく座るのは姿勢上級者向け！

美しい女優や女性タレントが、ほっそりした美しい足をきれいに組んでいる姿は、誰の目にも魅力的に映りますね。

しかしこの姿勢を1時間も続けるためには、かなりのトレーニングが必要です。彼女たちが美しい姿勢で足を組み続けられるのは、日ごろから、生活の中に運動が組みこまれているからです。

よくいわれるように、普通の人が習慣的に足を組むのは、けっしていいことではありません。

日常的に足を組んで座っていると、骨盤が後ろに倒れた状態で固定されてしまいます。するとその上にある背骨も傾き、ねこ背になってしまうのです。

さらに骨盤と背骨が、左右にねじれてしまうという悪影響もあります。

足を組むことがクセになっていて、組まないと落ちつかないという人は、**足首だけをクロスさせるといいでしょう。**

足を組むと、骨盤が後ろに倒れてしまう

日常的に足を組んで座っていると、骨盤が後ろに倒れた状態で固定される。するとその上にある背骨も前後に傾き、ねこ背になってしまう。

さらに骨盤と背骨が、左右にねじれてしまうという悪影響もある。

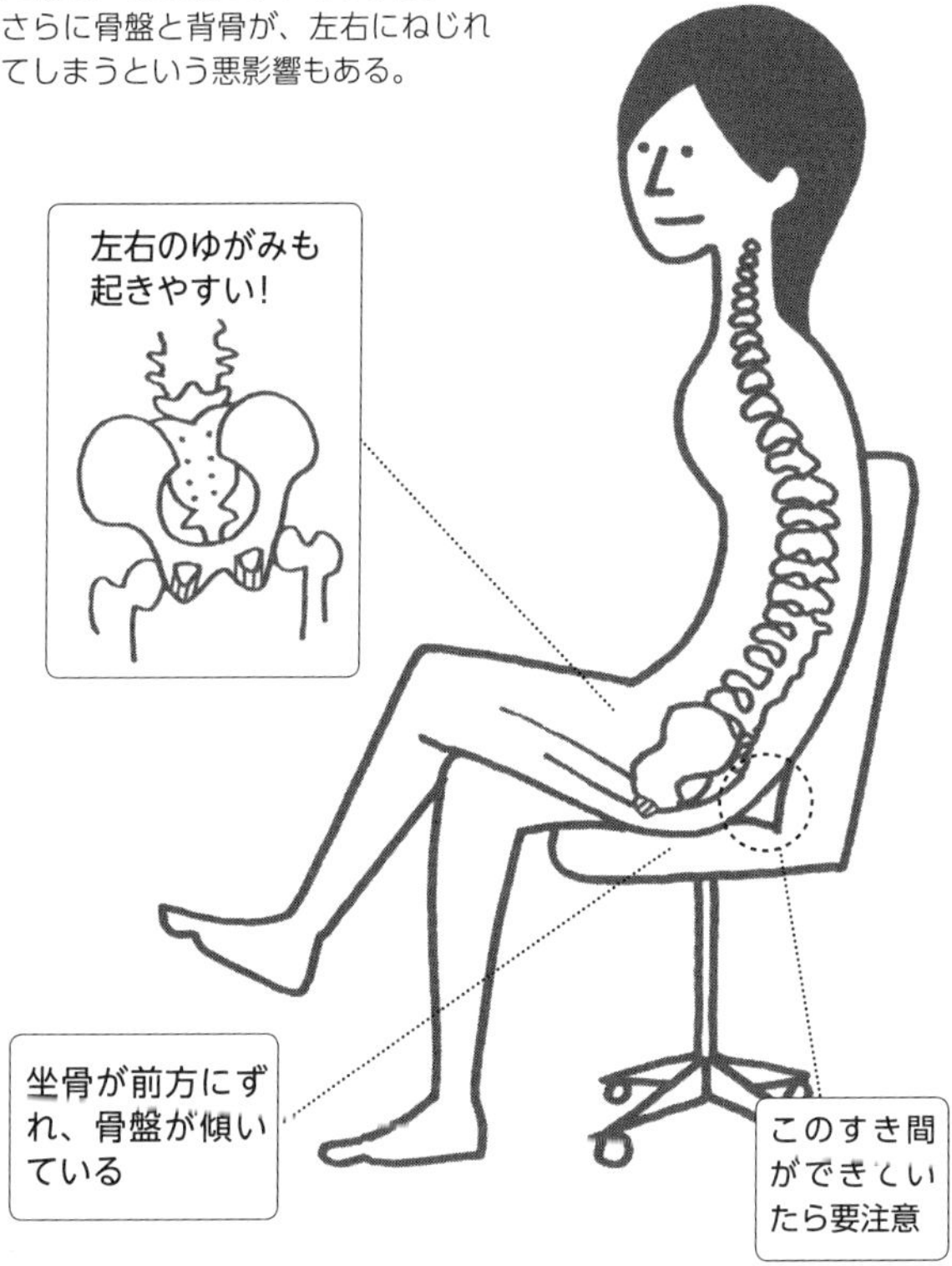
左右のゆがみも
起きやすい!
坐骨が前方にずれ、骨盤が傾いている
このすき間ができていたら要注意

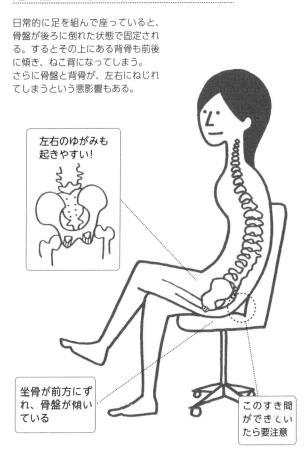

イスと腰の間にできる三角形

体が沈みこむようなふかふかソファは、とても心地よく感じるかもしれません。しかし、姿勢維持の観点からは考えものです。

おしりがソファに埋もれ、背もたれと腰の間に三角形のすき間ができ、正しい姿勢で座ることができなくなってしまうからです。

できればやわらかいイスは避けたいものですが、訪れた先でどうしても座らなければいけないときがあります。

その場合、背もたれに中途半端によりかからないようにしましょう。ソファなら思いきって体全体をあずけてよりかかってしまったほうがいいです。

大切なのは、背もたれと腰の間にすき間をつくらないことです。

体に環境を合わせることを常識としよう

姿勢をよくするには、意識と環境の両面から、習慣を変えることが大切です。とくにデスク環境を見直すと、正しい姿勢をラクに維持できます。

とはいえ、オフィスのデスクは同じような規格のものばかりです。イスは多少高さ調整ができるものの、与えられたデスクとパソコンに体をなんとか合わせ、毎日無理な体勢でパソコン作業をしている人が多いと思います。

このさい、デスクまわりの環境を変えて、自分の体を守りましょう。**ためしにパソコンのモニターの中心を目の高さに合わせてみてください。**モニターの下に置くのは箱でも雑誌でも構いません。

イスに座ったときに目の高さにモニターがくると、どうですか？　自然と上体が起きて、姿勢はかなりよくなります。

そういった点では、**ノートパソコンの場合はとくに、モニターの高さが低すぎるため、首を傾けてしまって背中を丸める姿勢になります。**

姿勢のことを考えたら、できればデスクトップ型のパソコンを使い、さらにモニターを台にのせて、目線と同じ高さにしましょう。

ひじやひざが直角になるよう、イスの高さやキーボードの位置も見直すと、姿勢をまっすぐにしたまま座りやすくなります。

ノートパソコンを使う人はキーボードを外づけにする

デスク環境を変えるには、デスクトップタイプのパソコンにし、台を使ってモニターの高さを変えるのが理想的です。

しかし職場の事情などで、思うようにデスク環境を変えられないという人もいます。

会社支給のノートパソコンを使っている人はどうでしょう。その場合も、工夫しだいで環境を変えられます。あきらめる必要はありません。

必要なのは、外づけのキーボードとマウスだけです。

どちらも、1000円程度で購入できます。これらのグッズを活用し、パソコ

正しい姿勢が保てるデスク環境

正しいデスク環境の見本。デスクトップ型のパソコンを使い、さらにモニターを台にのせて、目線と同じ高さにする。イスの高さやキーボードの位置も見直すと、まっすぐ座りやすい。

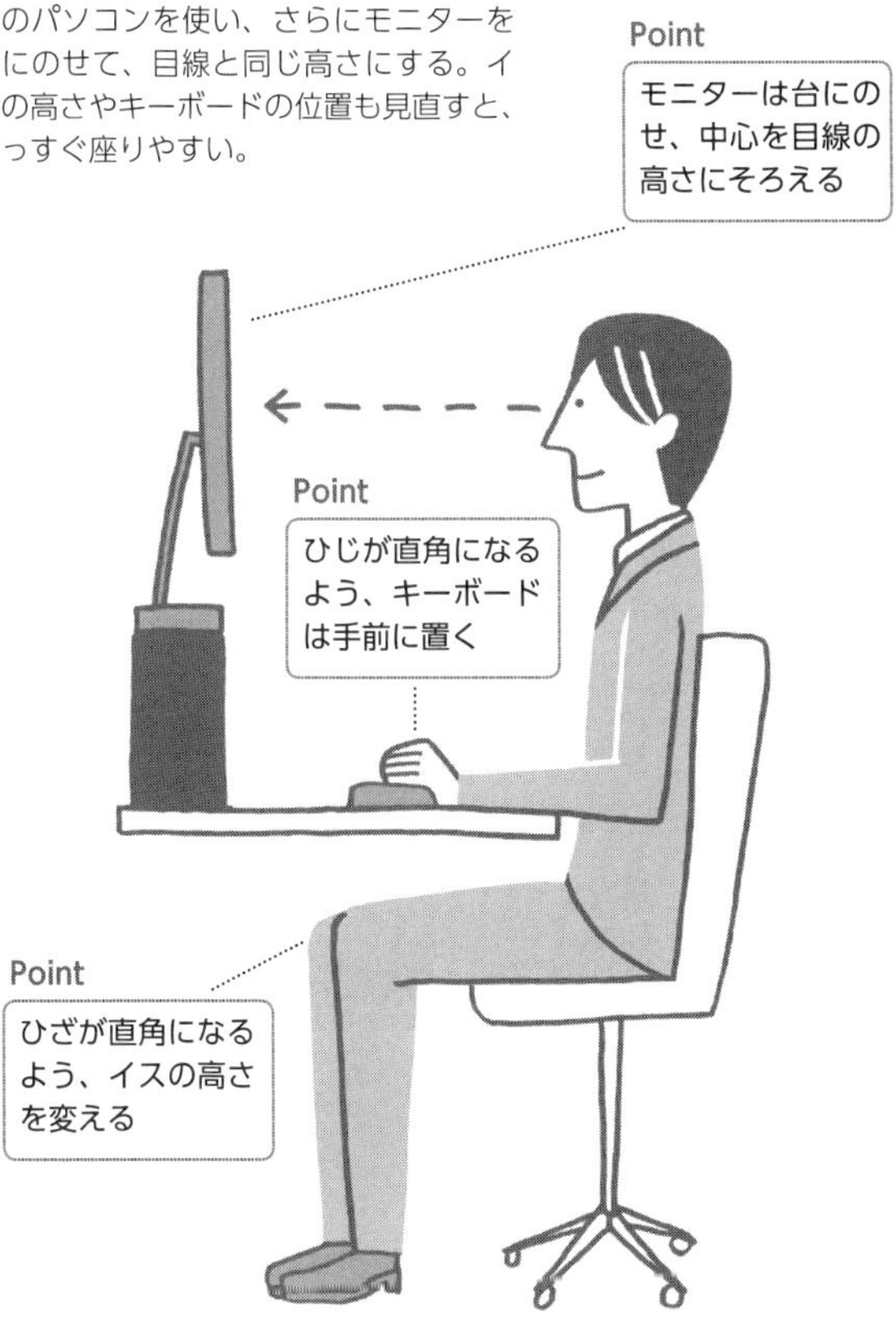
Point
モニターは台にのせ、中心を目線の高さにそろえる
Point
ひじが直角になるよう、キーボードは手前に置く
Point
ひざが直角になるよう、イスの高さを変える

ン本体は台の上にのせてしまえば、P135と同じ理想的な環境が、簡単につくれます。

こうすることで、うつむき加減の無理な姿勢から、背すじが伸びた状態を自然に保てる環境になります。

体への負担が減って、仕事の効率もぐっと上がります。

資料を中央に置き、1時間に1回は席を立つ!

実際のパソコン作業では、モニターやキーボードを見るだけではなく、資料も見ることが多いでしょう。

資料の位置も、じつは姿勢と深く関わっています。キーボードの左右どちらかにいつも資料を置いて作業していると、体が傾き、背骨が左右にゆがんでしまうのです。

次ページの下図のように、**資料はモニターとキーボードのあいだに置くのが正解です。**

モニターの高さと資料の置き場所を変える

BEFORE

ノートパソコンをそのままの高さで使うと、ほぼ確実にねこ背になる。さらに資料をいつも左右どちらかに置くのも、NG。

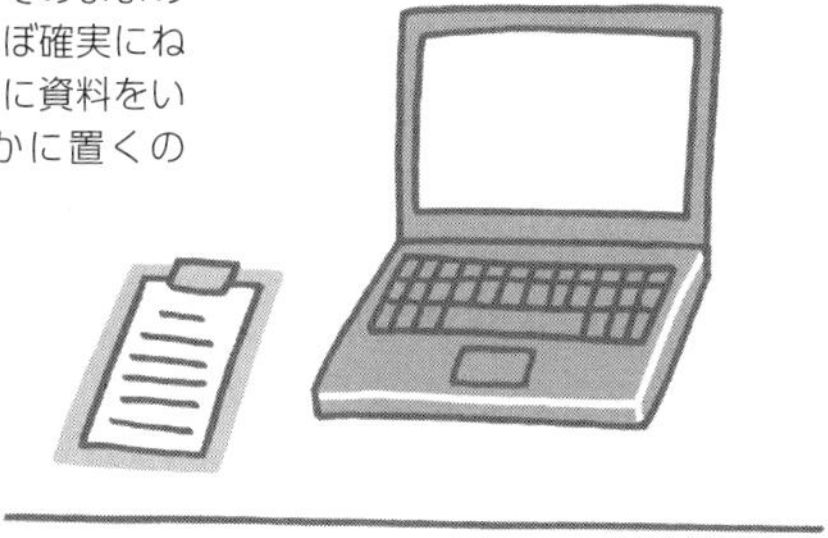

AFTER

パソコン本体を台にのせ、目線の高さに合わせよう。キーボードは外づけにし、モニターとのあいだに資料を置く。左右に置くなら毎回位置を変えよう。

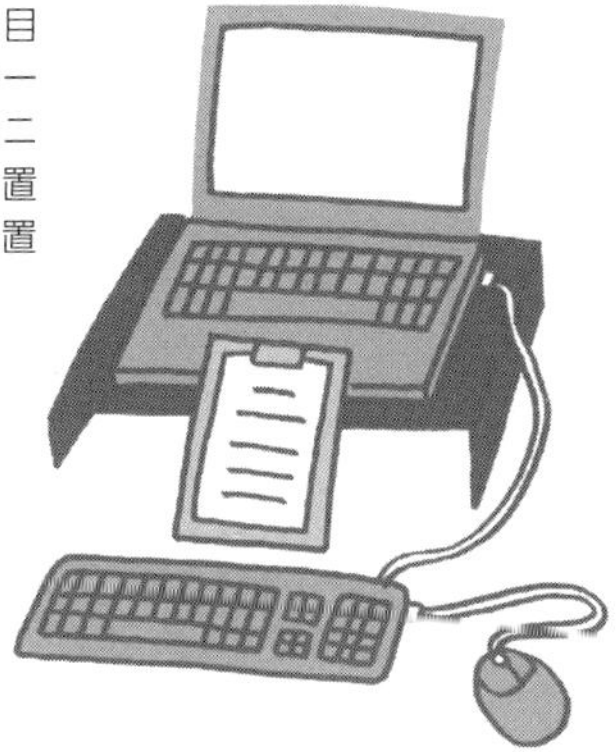

どれほど理想的なデスク環境になったとしても、長時間座りっぱなしでの作業では、体は確実に老化していきます。

同じ姿勢で集中して作業するのは、60分が限度です。せめて1時間に1回は、席を立って姿勢を変えるようにします。

このときに、P98以降で紹介しているストレッチをとり入れると、より効果的です。

モバイル機器が増えると肩こり患者も増える

パソコン作業の次に見直したいのが、スマホ（スマートフォン）やタブレット端末の使い方です。

最近の電車のなかは、スマホやタブレット端末を手に、下を向いている人ばかりです。これは姿勢にはたいへんな悪影響をおよぼします。

とくに問題となるのが、首の骨のゆがみからくる老化です。

実際、デスクワークは多くないのに、肩こりがひどいという場合、あいている時間はほとんどスマホとにらめっこという人が、とても多いのです。

同様に悪影響なのが、出先でノートパソコンを使うことです。

カフェのテーブルや、出張で泊まるホテルの机は、パソコンを使うには低すぎるのです。

まして新幹線での移動中などは、せまい環境で、背中を丸めて作業せざるをえません。

いつもうつむいて作業していると、首の骨がゆがむだけでなく、やがて首の骨がまっすぐになる、「ストレートネック」になってしまうおそれもあります。

ストレートネックになると、首の後ろの筋肉が伸びきって、本来の機能を失ってしまいます。

筋肉が曲がった状態で癒着し、動かしにくくなります。また、肩こりや頭痛も、ひどくなります。

こうなると、姿勢を変えるだけで治すことはできず、専門的な治療が必要となってしまうのです。

ストレートネックを防ぐためにも、スマホなどを使うときは、できるだけ目の高さに持ち上げる習慣をつけましょう。
出先でのパソコン使用は、なるべく短時間にとどめるのが原則です。

正座は最強のストレッチ。短時間でも毎日やろう

ソファに座ってテレビを見たり、食事や家族団らんの時間を過ごす。そんな洋式生活があたりまえになったいま、自宅で正座して過ごす人は、皆無に等しいかもしれません。

でも正座は、姿勢をよくするのに理想的な座り方です。**きちんと正座すると、骨盤がまっすぐ起きて、背すじもきれいにのびます。足の筋肉の柔軟性を保つのにも役立ちます。**

一方でやわらかいソファなどは、意識が薄れるとそこにもたれてしまい骨盤が倒れやすいので、注意をしてください。

とはいえ、「正座は、ひざによくないのでは?」と思いがち。たしかにひざの関節が悪くて、正座しにくい人は無理におこなう必要はありません。

首の前傾姿勢が続くと、ストレートネックになる

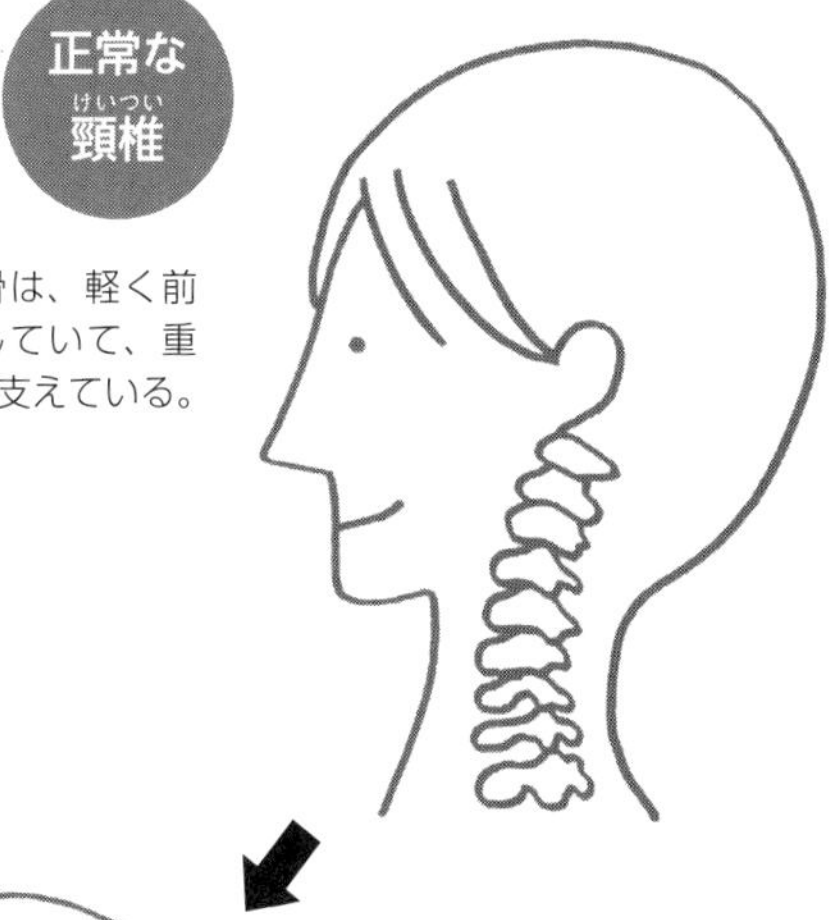

正常な首の骨は、軽く前方にカーブしていて、重い頭を柔軟に支えている。

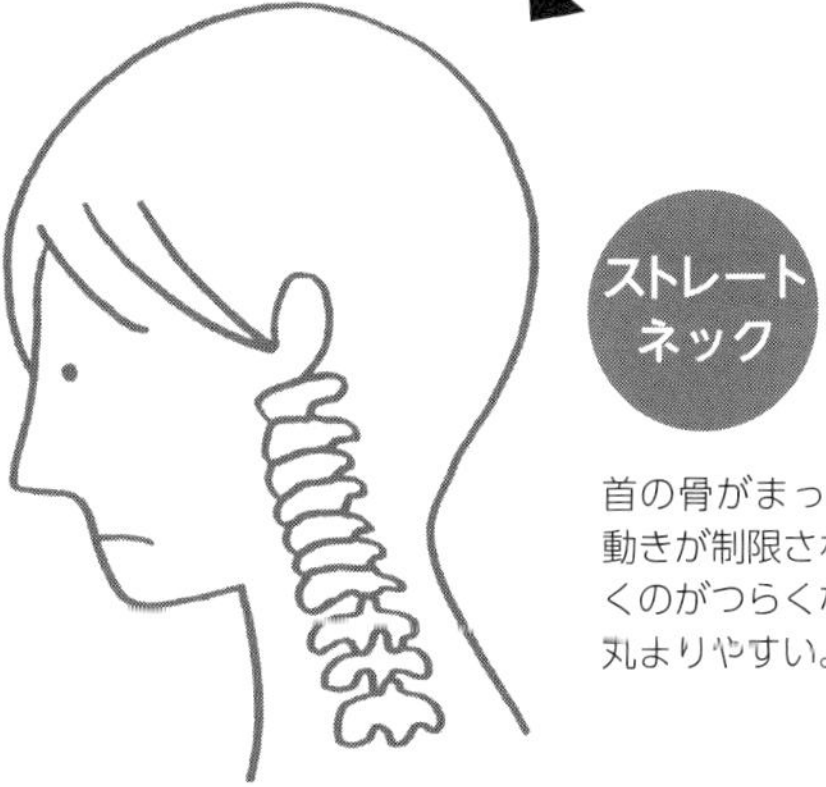

首の骨がまっすぐになり、動きが制限される。上を向くのがつらくなり、背中も丸まりやすい。

でも、正座をしたからといって、ひざが悪くなるわけではないのです。イス中心の生活では、ひざはつねに中途半端に曲がった状態にあります。一方、正座するときは、ひざを完全に曲げます。むしろ、正座は、関節や筋肉を最大限に曲げ伸ばしすることになり、その機能を高めることができるのです。

正しい姿勢がつらくなったら、すぐに寝よう！

自宅での座り方で、とくに注意したいのが、帰宅後の夜の時間です。いまの日本では、1日10数時間働き、睡眠時間は5時間未満といった人もめずらしくありません。あまりに疲れていると、正座はおろか、背すじをのばして座る気力すらわかなくなるでしょう。

そんなときは、すぐに布団に入って寝てしまうのが正解です。

中途半端な姿勢で過ごし、さらに体に負担をかけるより、翌日のために早く寝て疲れをとるほうが賢明なのです。

和式座りで骨盤を起こす！

正座

かかとにおしりをのせ、左右の親指の先端を重ねるのが、正しいやりかた。骨盤が起きて、背すじもよく伸びる。

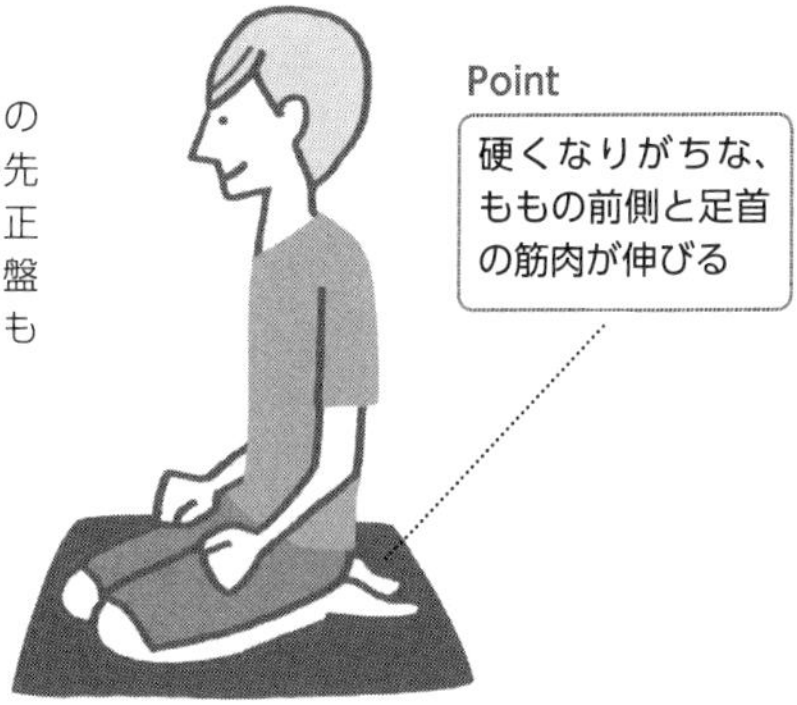
Point
硬くなりがちな、ももの前側と足首の筋肉が伸びる

あぐら

正座に疲れてきたら、あぐらでもよい。畳んだ座布団などをおしりの下に入れると、骨盤を起こしやすくなる。

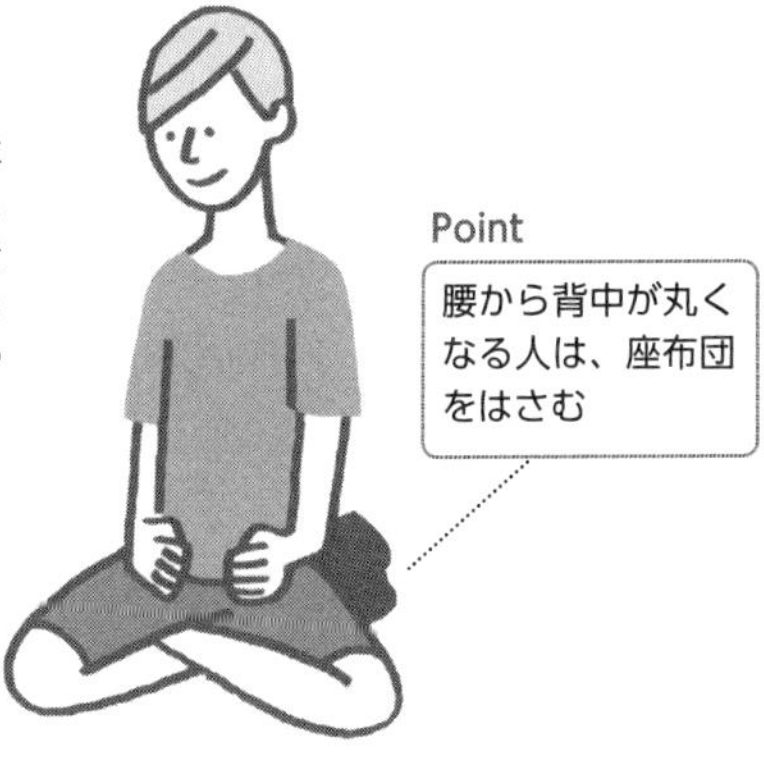
Point
腰から背中が丸くなる人は、座布団をはさむ

デスクワークが長い人のための
姿勢サポートアイテム

意識だけで、正しい姿勢を一日中保つのは、むずかしいもの。正しい姿勢をラクにするグッズも、上手に活用しましょう。とくにデスクワークが長い人は、パソコン用のデスクグッズを最初にとり入れてください。

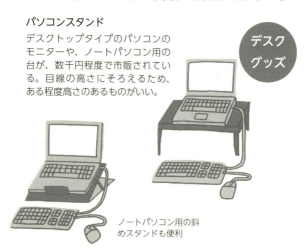

デスクグッズ

パソコンスタンド

デスクトップタイプのパソコンのモニターや、ノートパソコン用の台が、数千円程度で市販されている。目線の高さにそろえるため、ある程度高さのあるものがいい。

ノートパソコン用の斜めスタンドも便利

タブレット用スタンド／スマートフォン用スタンド

電車のなかなどでは、目線の高さに持ち上げて使うのが基本だが、デスクで長時間使う場合は、このようなスタンドに立てるとラク。

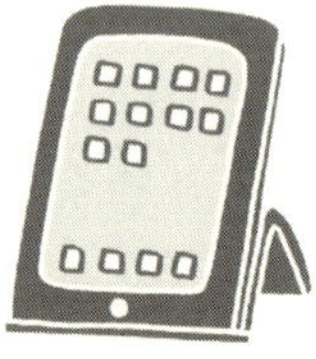

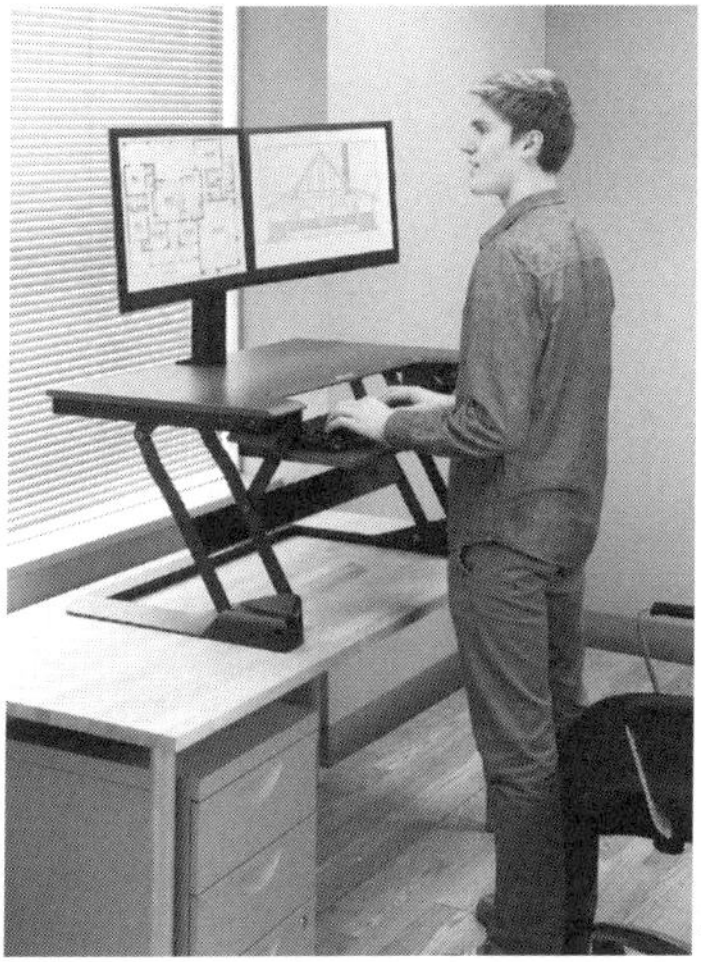

オフィスグッズ

スタンディングデスク

台の脚の部分を伸ばして自分の目線に合わせられる。立ち姿勢で集中力がアップし、座っているときよりも正しい姿勢をキープしやすい。

「WorkFit-TL 昇降デスク」
エルゴトロンジャパン
E-mail: info.jp@ergotron.com
TEL:03-4360-5693

自宅用グッズ

ストレッチボード

デスクワークの多い人は、ひざが曲がっていることが多い。原因のひとつは、足の後ろ側の筋肉が硬くなること。傾斜のあるボードで足の筋肉をのばすと、老化を防ぐのに役立つ。

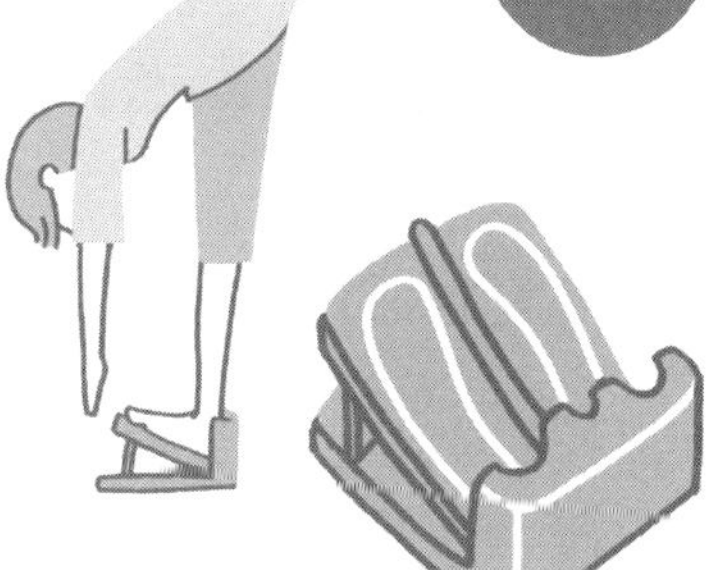

立ち仕事が多い人は立ち方さえ直せばいい

サービス業などで、ずっと立っている人や、営業職などで毎日靴がすり減るほど歩いている人も多いことでしょう。

毎日ぐったり疲れて帰宅するあなたは、このさい、座るときは自由に座ってください。

そのかわり、毎日長い時間を過ごす、立っているときや歩くときの姿勢は、P96、97のように意識して変えていきましょう。**立ち方をきれいにすれば、それだけで、毎日の疲れがかなり軽減できます。**

立ち方や歩き方を変えるだけで、なぜ疲れにくい体になるのでしょう。

試しに、その場で立って、上半身だけを前に傾け、足踏みをしてみましょう。ももを意識的に上げなければならず、足が重たく感じて、とても歩きにくいのではないでしょうか。

これが、姿勢の悪い人の典型的な立ち方、歩き方です。呼吸が浅くなるうえ、股関節の機能が制限されているからです。

体の機能が制限された状態で、それでも足の筋肉を酷使して歩いているのですから、疲れるのは当たり前です。

歩くのが遅い人は立ち方に問題あり

人より歩くのが遅かったり、小股でせかせかと歩いている人も、悪い姿勢のために、足が正しく使えていない状態です。

歩き方を直す前に、正しい立ち方を確認しましょう。

まずは立ったときの姿勢を見直し、次にＰ１５３で紹介している歩き方を身につけてください。

角質やマメ、タコはゆがみのサイン

最近では、足の裏の角質をとる商品が大人気。とくに若い女性は、かかとの角質をとるケアを、定期的にしているようです。

でも、よく考えてみてください。

足の裏は、なぜ角質が硬くなるのでしょう。

足の裏には、あなたの日ごろの立ち方、歩き方のゆがみが、如実に表れているのです。

本来、人は姿勢よく立っていれば、親指、小指、かかとの3点に均等に体重がかかるようになっています。

しかし姿勢が悪いと、それ以外の場所に過剰な力がかかるため、角質が硬くなったり、マメやタコができやすいのです。

足の形はどうでしょう。親指の根もとが「くの字」に曲がったり、小指がぎゅっと内側に寄ったりしていないでしょうか。

外反母趾は、たんに先の細い靴で起きるだけでなく、悪い姿勢によって悪化します。

前のめりの姿勢でつま先に体重がかかり、靴の先がきゅうくつになって、指が内側に寄ってしまうのです。

足を床につけてみてください。つま先が床につかずに浮いていませんか？

姿勢の悪い状態で立ったり歩いたりしていると、指とかかと以外にも、体重がかかります。

本来体重がかかるべきつま先は、ほとんど使われず、つねに浮いた状態になってしまうのです。

これは「浮き足」といわれるもので、子どもや若い人に、とくに増えている症状です。

バッグの工夫で背骨への負担を軽減

パソコンなどの重い荷物が入ったショルダーバッグを、毎日肩にかけていませんか？

どちらかの肩に負担がかかり、体のゆがみが進んでしまいます。

理想的なのは、リュック。重さが両肩に分散され、背骨のゆがみを防げます。

リュック姿は好きではないという人は、せめて手さげ型のバッグを使うようにしたいものです。

ショルダーバッグよりは、手さげを使って、ときどき左右で持ち替えるほうが、背骨への負担が少なくてすみます。

手さげ型バッグのなかでも、持ち手が短めのものを選ぶといいでしょう。持ち手が長いと、重力の影響で、体にかかる負荷が増してしまうからです。トートバッグは肩にかけられるのでおすすめです。

仕事上、パソコンやカメラ、商品見本など、荷物が重い人もいるでしょう。

そんなときはキャリーバッグを利用すれば、姿勢の悪化を防げます。普段使い用の小さなキャリーバッグがひとつあると、とても便利です。

筋力ではなく反射で歩く

「ちょっと長く歩いただけで、疲れる」と嘆くあなたは、歩くときの姿勢に問題があるのかもしれません。

歩くときに、足腰や腕の筋肉に、力が入っていませんか？

姿勢のゆがみは、足のここに表れる！

角質やマメ、タコのほか、外反母趾《がいはんぼし》だったり、小指、薬指がつぶれている、つま先が浮いているなどの変形も、間違った立ち方による老化現象だ。

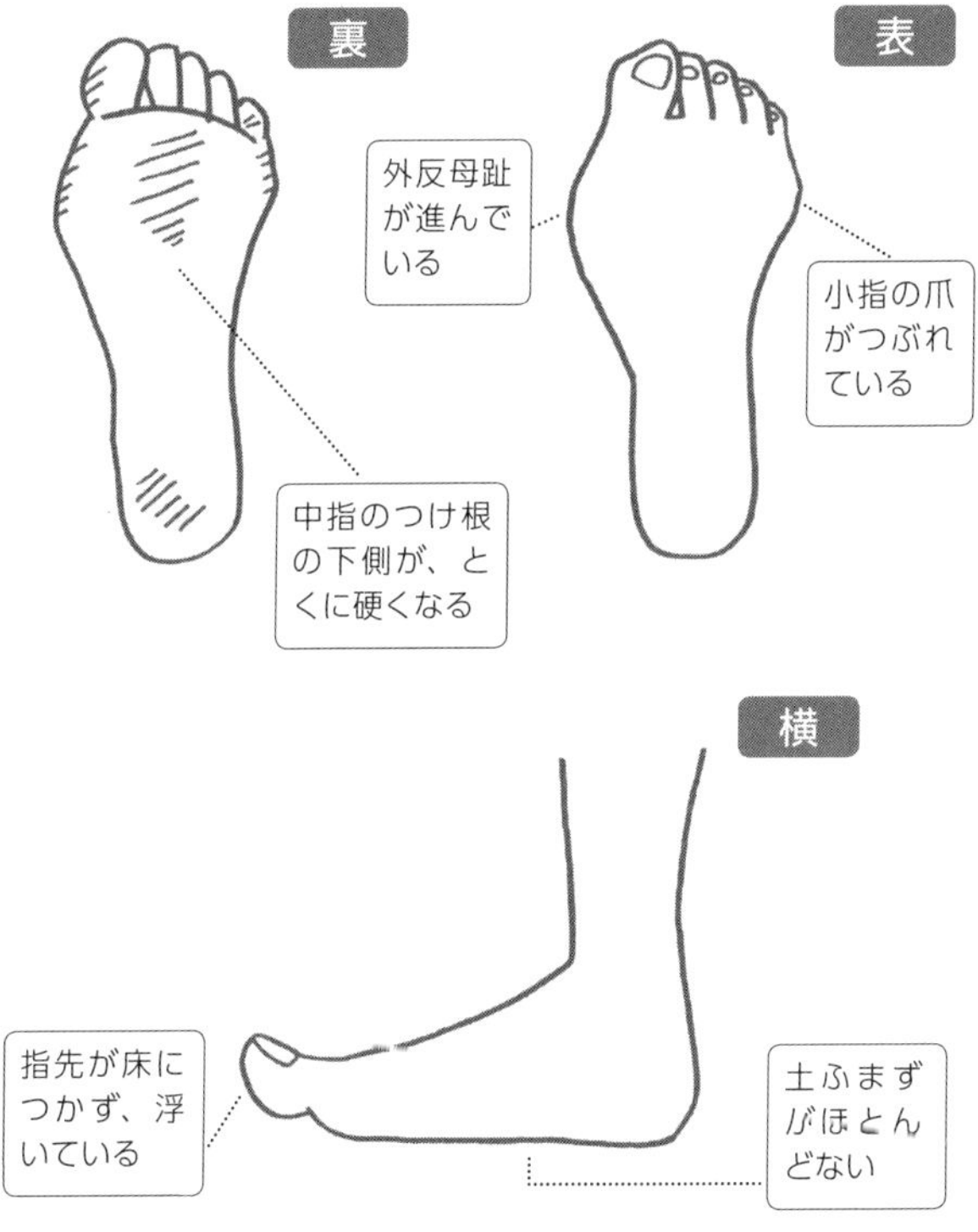

裏
表
外反母趾が進んでいる
小指の爪がつぶれている
中指のつけ根の下側が、とくに硬くなる
横
指先が床につかず、浮いている
土ふまずがほとんどない

全身の筋肉を最大限に使って、前に進もうとすれば、疲れるのも当たり前。

本来の正しい歩き方とは、筋力ではなく、反射で歩くことです。

体が前に傾けば、転倒を防ぐために、片足が自然と前に出ます。これが、反射の原理にもとづく、本来の歩き方です。

ただし、この歩き方には、ひとつだけコツがあります。

それは、ここでも背伸びの意識で全身を一直線にして、前に傾けること。上半身だけ前に傾けても、足は自然と出ませんし、結果的に足の筋肉だけで、力まかせに歩くことになってしまいます。

この歩き方が身につけば、ムダな筋肉疲労が起きないので、歩くことが本当に楽しく感じられるようになります。

靴は靴底が適度に曲がるものを選ぶ

姿勢よく歩き、若い体を保つには、靴選びにも気をつかいたいものです。合わない靴をはいていると、せっかくの正しい歩き方も、くずれてしまいます。

全身をわずかに傾けるだけで、きれいに歩ける

P96と同じ姿勢で立ち、体をわずかに前に傾けてみよう。足が自然と前に出るはず。傾ける角度は５度程度で十分。うまくいかない人は壁の前に立ち、前傾の練習を。体を手で支えられるので、安心なうえ、重力で倒れる感覚がつかみやすい。

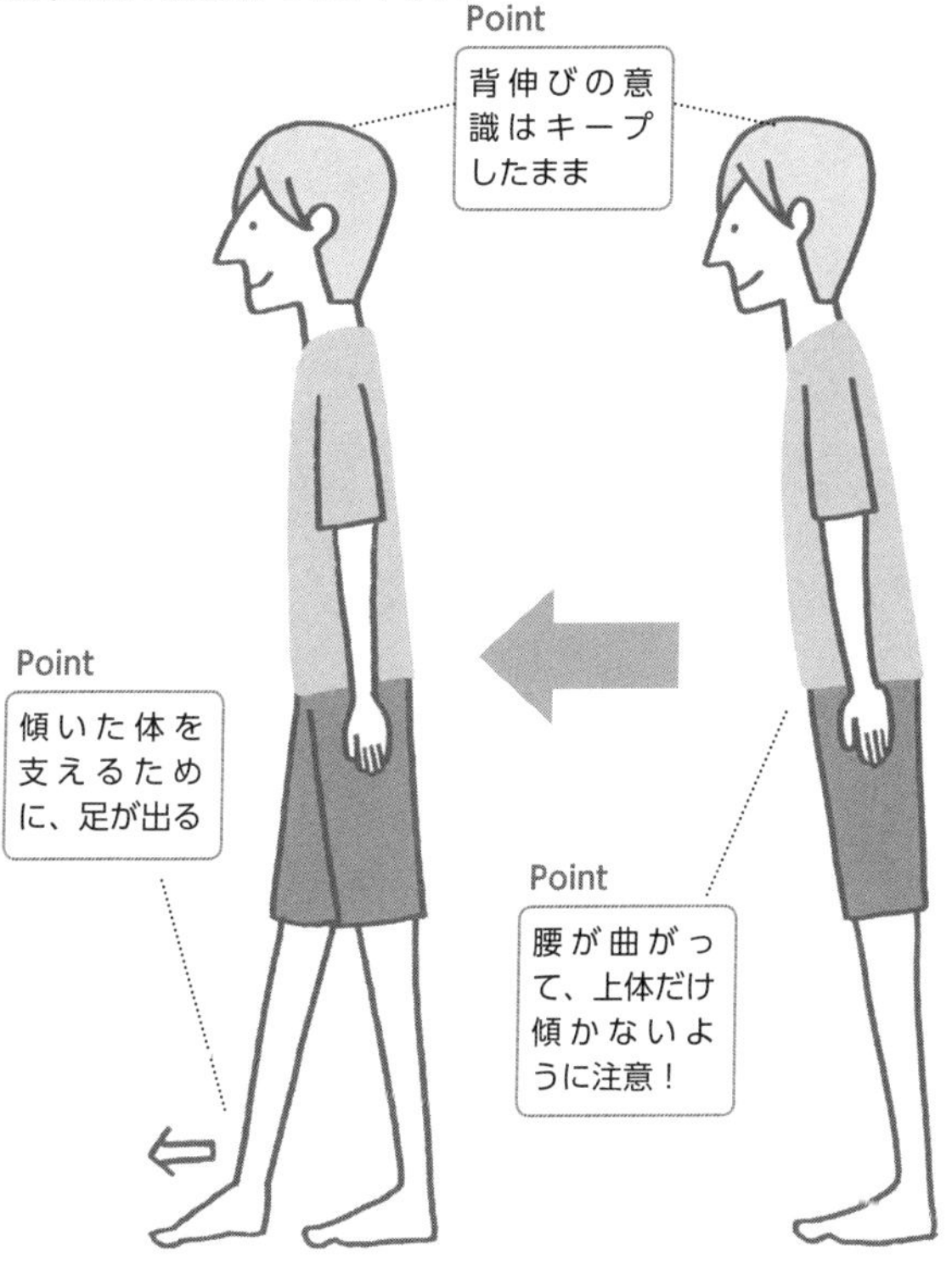
Point
背伸びの意識はキープしたまま
Point
傾いた体を支えるために、足が出る
Point
腰が曲がって、上体だけ傾かないように注意！

最適なのは、スニーカーです。

しかし革靴も、選び方に気をつければ、問題ありません。

ポイントのひとつは、ソール（靴底）に適度なやわらかさがあることです。硬いソールだと、歩くときに、足裏の動きに沿って曲がってくれないからです。

もうひとつのポイントは、つま先に少し余裕があるかどうか。

足の指が左右にキュッと寄っていたり、折れ曲がっていると、指が動かせないからです。**体は、動かない場所から死んでゆきます。そして体本来の歩行ができなくなっていくのです。**

足指力を高めればハイヒールもつらくない

体のゆがみや外反母趾の元凶として、よく指摘されるのがハイヒールです。

姿勢のためにはハイヒールをあきらめたほうがいいかというと、じつはそうでもありません。

外反母趾などの原因は、靴のつま先が足に合っていないことと、誤った立ち方

靴を買うときは、さわって、はいて確認を

はいてチェック

手で曲げてみて、適度にしなるものを選ぶ。女性の靴は総じて硬いが、日常的にはく靴はなるべくやわらかいものを。

Point

5本の指がまっすぐ伸ばせる余裕があるものを選ぶ

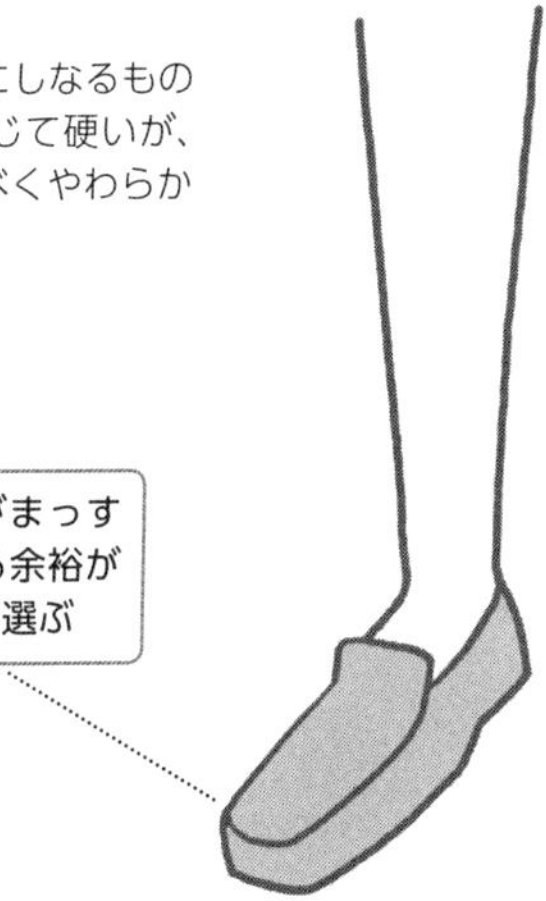

Point

指のつけ根にあたる部分を反らしてみて、軽く反るものを選ぶ

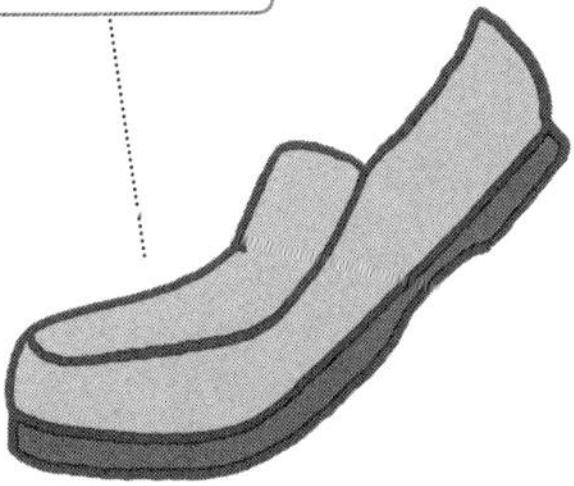

さわってチェック

つま先がきゅうくつでなく、5本の指をまっすぐ伸ばしてはける靴を選ぶ。試着だけでなく、歩いてチェックしよう。

で、足の指が正しく使えていないことです。

正しい立ち方を身につけ、P159の方法で本来ある足の指の力をとり戻せば、ハイヒールをはいても大丈夫です。

ハイヒールは、正しく使いさえすれば、女性の脚を美しく見せてくれる優れものです。

「私には無理」とあきらめず、むしろ姿勢を意識して美しく歩くための目標にしましょう。

難易度の高い靴は場面に合わせてはき替える

女性の場合、デザインを優先して購入してしまい、実用性は二の次という靴もあるのではないでしょうか。

どうしてもはきたい場合は、人に会う前にはき替えるなどして、はいている時間をできるだけ短くすることがポイントです。

ニューヨークではスニーカーで通勤する人が多く、私も現地に行って、そのことを実感しました。

通勤中はバッグにハイヒールをひっかけ、颯爽と歩く女性もいました。TPOに合わせて靴を替える習慣は、日本でも増えていってほしいですね。

足指がきれいな立ち姿をつくる

間違った姿勢の人は、足指の筋力や関節が弱まっていて、地面をしっかりと踏みしめられず、体がふらつきがちです。

そこで、老化した足の指を鍛えるトレーニングをおこないましょう。

トレーニングといっても、P159のように、足指をのばしたり、足指でものをつかむ練習をするなど、ごく簡単なもの。テレビを見ながらでもできるので、毎日の習慣にするといいでしょう。

足をケガしたことがある人は足首をまわそう

あなたの足首は、まわしたときに、なめらかに動くでしょうか？
足首の柔軟性が失われていると、体のバランスが全体的にくずれてきます。
とくに、足首にケガをした経験がある人は、柔軟性が十分に戻っていないことが多いようです。

1日1回、2分でもいいので、左図のように足首をまわして、柔軟性を高めましょう。

また、美しいハイヒール姿に憧れる人には、裸足でつま先歩きをすることがおすすめです。バレリーナのようにしっかりとつま先で立てると、どんなに高いヒールでも、体のバランスはくずれません。

ハイヒールをはくときは、足指で地面を踏みしめ、足裏はきれいなアーチを描いている状態が理想的です。P96の正しい立ち方を意識し、さらに足指を鍛えるトレーニングをおこないましょう。

足指力を高めるストレッチ＆トレーニング

ものをつかむ

足の指でものをつかむ練習で、筋力を高める。足首は伸ばした状態で。

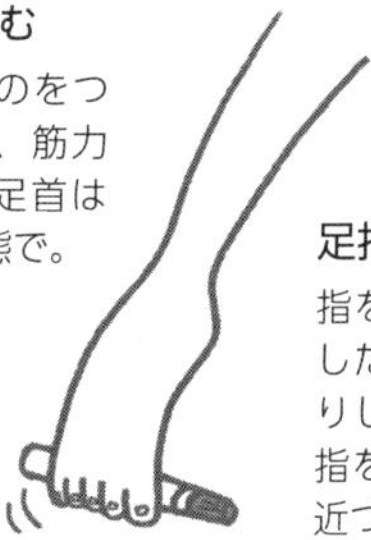

足指をひっぱる

指を１本ずつ伸ばしたり、まわしたりして、変形した指を正常な状態に近づける。

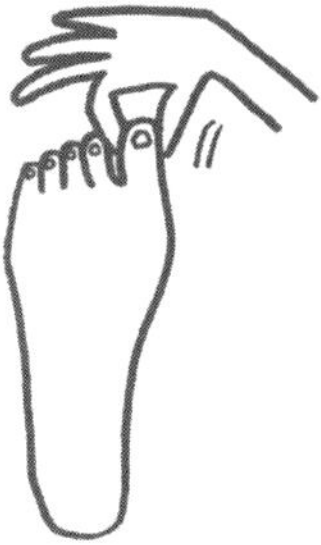

足首の動きをよくするストレッチ

右手と左足、または左手と右足で握手をし、あいているほうの手で、足首をつかんでまわす。１日数分、毎日続ける。

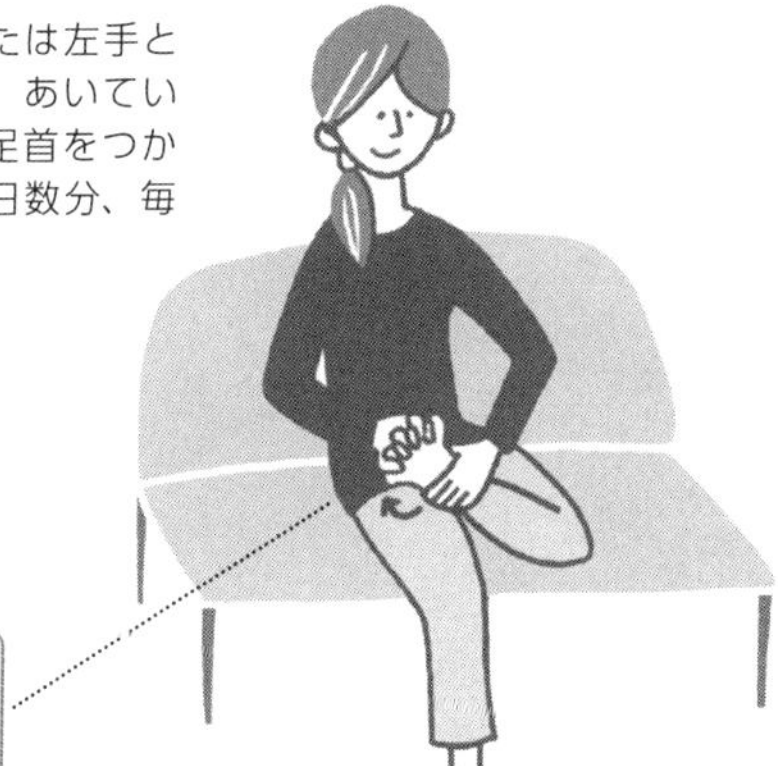

Point

手と足の指を１本ずつ握り合う

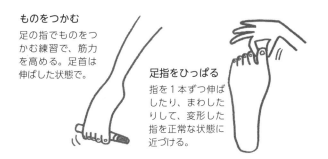

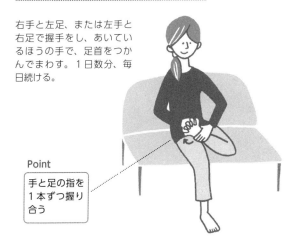

立ち仕事が多い人のための

姿勢サポートアイテム

足の変形が進んでいる人や、ついもとの姿勢に戻ってしまうという人には、足の構造やバランスを改善するグッズもおすすめ。正しい姿勢を、ラクに維持できるようになります。

靴・靴下

5本指ソックス

それぞれの指を自由に動かせるため、地面をしっかり踏みしめられる。外反母趾などの変形の矯正にも効果的。

Point

女性のためのストッキングタイプもある

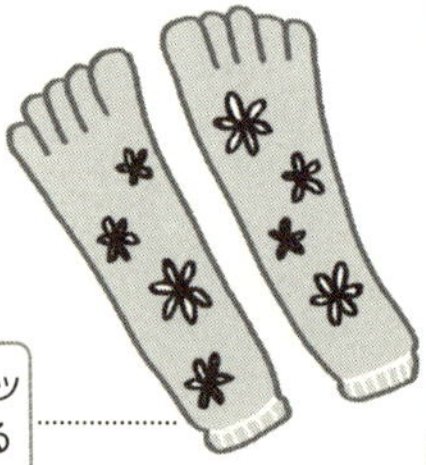

Point

シンプルではきやすいデザインのものも増えている

5本指スニーカー

地下足袋のように、裸足感覚で歩ける。ランニング愛好者に人気だが、日常的に使うと、姿勢改善に役立つ。

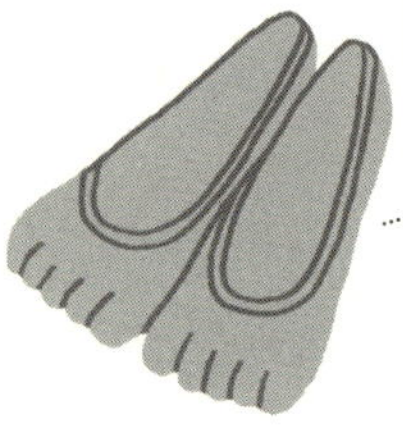

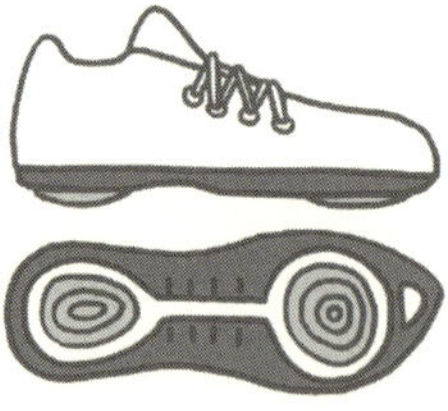

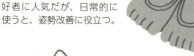

バランススニーカー

わざと体が不安定になるようにできているため、バランスをとろうと自然に体が反応する。

靴サポートグッズ

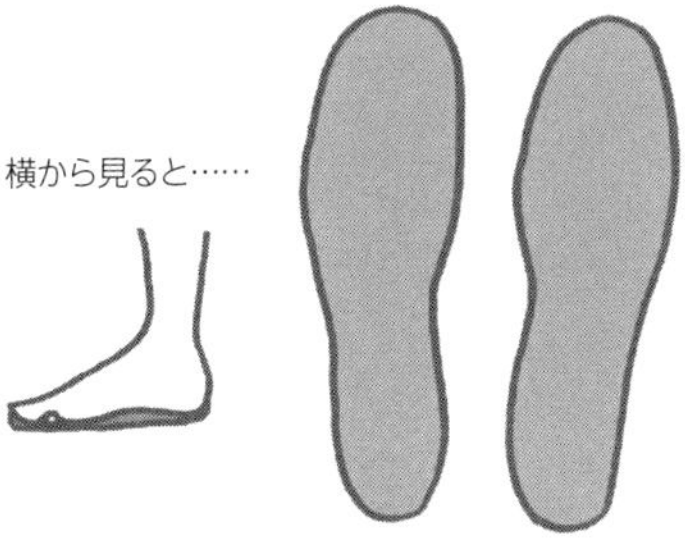

矯正型インソール

長年のよくない姿勢や、運動不足で、土ふまずがほとんどなくなっている人におすすめ。足裏のアーチが正しい形に近づき、バランスをとりやすくなる。靴店のシューフィッターに相談してみよう。

シューズバンド

おもに女性用に、靴と足を固定するためのさまざまなシューズバンドが市販されている。慣れないハイヒールで、脱げやすかったり、歩きにくいときなどに役立つ。

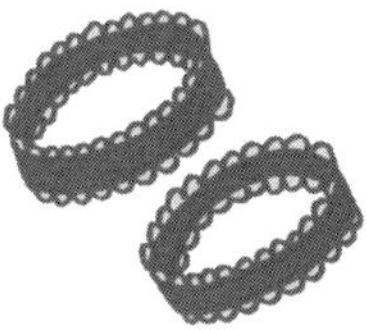

Point

ハイヒールでも足との一体感を得られる

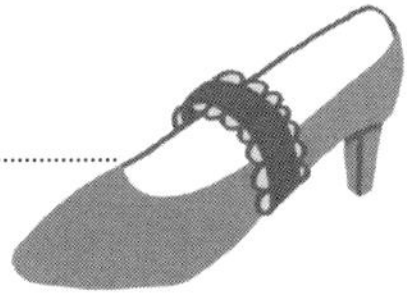

自宅用グッズ

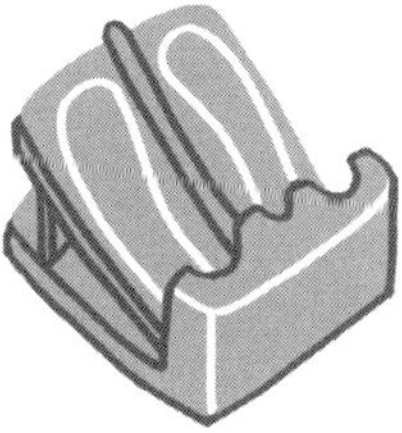

ストレッチボード

硬くなりがちな足の筋肉を伸ばすのに役立つ。足首の動きが悪い人は、毎日乗るだけでも柔軟性が高まり、老化を防げる。

第4章

一生ラクな体でいるための習慣とメンタル

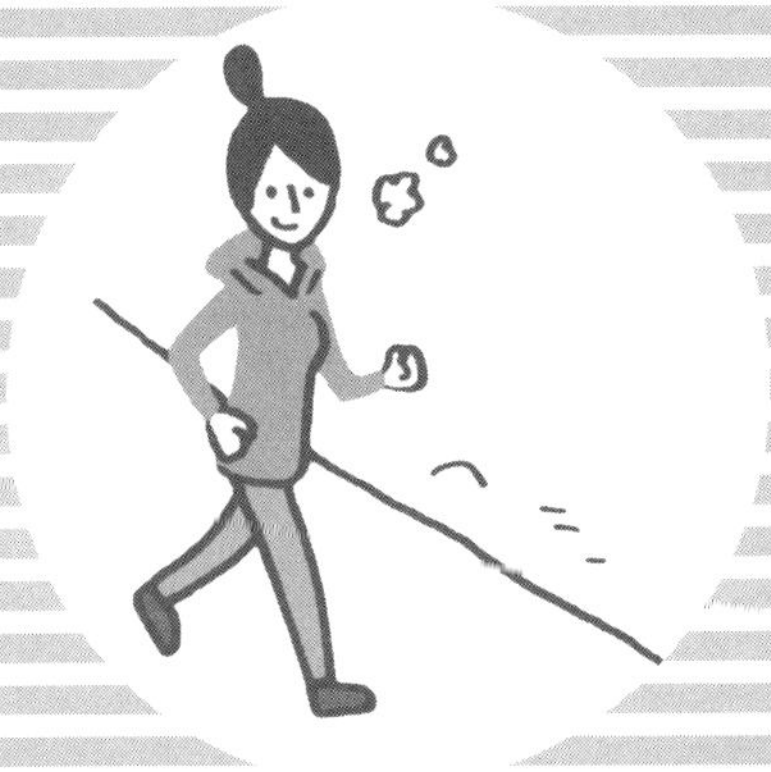

5つの習慣で、疲れにくい体をつくる!

姿勢を変えることにより体調のよさを実感できると、「もっと健康になりたい」「今のように20年後も元気でいたい」という気持ちが高まってきます。健康のためにできる、様々なことに興味が出てきます。

ここではそんなかたにむけて、睡眠や呼吸、食事の工夫まで、疲れにくく若々しい体でいるための毎日の習慣を紹介します。

睡眠不足を解消すれば体はもっと若返る!

睡眠は、健康を支える大切な柱。寝るときの環境や姿勢を考える前に、まずは睡眠時間、睡眠の質が十分かどうかを見直しましょう。

「仕事が忙しくて、いつも4時間くらいしか寝てないよ」と、ため息をつく人をよく見かけます。バリバリ仕事をこなす、やり手の印象を与えますが、果たしてどうなのでしょう。

ショートスリーパーが優秀だというのは、私は正直、幻想だと思います。十分な睡眠をとらないと、健康に大きな害が出ます。仕事でのミスも増えます。それが優秀なビジネスマンの姿だとは、私にはとても思えないのです。

ショートスリーパーとはつまり、自分の健康と時間を、仕事に切り売りしている人です。

それがいけないわけではありませんが、短時間睡眠が健康を害するという事実は、心に留めておいてください。

ちょうどよい睡眠は7時間30分

7時間30分。これが最適な睡眠時間と考えてください。

体は本来、自律神経などの働きで、睡眠時間をきちんと管理しています。必要なだけ眠れば、体にとってちょうどよい時間に、自然と目が覚めるもの。人間が動物だと考え、電気がない場合の生活が理想です。

睡眠不足だと、いくら姿勢をよくしても、体調のよさは実感できにくいもの。**反対に、きちんと睡眠をとれば、よい姿勢をラクに維持できるようになります。**

あなたの睡眠不足度がどの程度かチェックし、必要なら睡眠の量と質を改善しましょう。

睡眠不足度をチェックしてみよう

睡眠が足りているか否か、客観的にチェックしてみましょう。

次のページは「アテネ不眠尺度」とよばれる、世界共通のチェック法です。過去1か月間に、少なくとも週3回以上経験したものについて、当てはまる数字ひとつに○をつけ、最後に点数を合計してください。

A～Hの合計得点が、あなたの不眠度です。

点数を合計し、3点以下なら問題なし。4～5点だと、多少不眠症の疑いがあり、5～7点だと不眠症の疑いがかなりあります。8点以上の人は、医療機関や睡眠外来で相談してみましょう。

睡眠不足度をチェックしてみよう

A. 寝つきは？

（布団に入ってから眠るまで要する時間）

0. いつも寝つきはよい
1. いつもより少し時間がかかった
2. いつもよりかなり時間がかかった
3. いつもより非常に時間がかかったか、全く眠れなかった

B. 夜間、睡眠途中に目が覚めることは？

0. 問題になるほどではなかった
1. 少し困ることがあった
2. かなり困っている
3. 深刻な状態か、全く眠れなかった

C. 希望する起床時間より早く目覚め、それ以上眠れなかったか？

0. そのようなことはなかった
1. 少し早かった
2. かなり早かった
3. 非常に早かったか、全く眠れなかった

D. 総睡眠時間は？

0. 十分である
1. 少し足りない
2. かなり足りない
3. 全く足りないか、全く眠れなかった

E. 全体的な睡眠の質は？

0. 満足している
1. 少し不満
2. かなり不満
3. 非常に不満か、全く眠れなかった

F. 日中の気分は？

0. いつも通り
1. 少しめいった
2. かなりめいった
3. 非常にめいった

G. 日中の活動について

（身体的および精神的）

0. いつも通り
1. 少し低下
2. かなり低下
3. 非常に低下

H. 日中の眠気について

0. 全くない
1. 少しある
2. かなりある
3. 激しい

A～Hの合計得点が、あなたの不眠度です　　　点

(Soldatos CR,Dikeos DG,Paparrigopoulos TJ : Athens Insomnia Scale : validation of an instrument based on ICD-10 criteria.J Psychosom Res, 2000 より)

硬い寝具のほうが寝返りしやすい

私たちは睡眠に入ると、しきりに寝返りをうちます。この寝返りは、姿勢の観点から、じつはとても大切なことです。

寝返りによって就寝中の姿勢を変えることで、体がゆがまないよう予防したり、日中のゆがみを矯正したりしています。**つまり寝返りは、無意識におこなっている、若返りストレッチというわけです。**寝返りは、硬い寝具のほうがうちやすいので、ふかふかのベッドや足つきマットレスはおすすめできません。

畳や床の上に布団を敷いて寝るのが、もっとも適しています。

ベッドは何年か使うとスプリングが劣化する

「硬いベッドを選んだから大丈夫」という人もいるでしょうが、購入したのは何年前でしょう。

いくら硬めを選んでも、ベッドのスプリングは、数年で劣化しますし、マットレスを定期的に交換している人も、少ないはずです。姿勢の観点からは、やはりベッド、特にソファベッドはおすすめできません。

どうしてもベッドに寝たいという人や、畳の部屋はないし、洋室に布団を敷くのもいや、という人もいるでしょう。

同じベッドでも、畳敷きのものやフトンが敷けるもの（スノコなど）が市販されています。いまのベッドをそのまま使いたい人は、マットレスをはずして布団を敷くという手もあります。

ベッドにこだわるのなら、このような工夫で、寝返りしやすい環境をつくりましょう。

すっきり起きられない人は枕を見直す

睡眠時間が足りているのに目覚めが悪い場合は、枕が合っていない可能性も。枕が合わないと、睡眠の質も姿勢も悪化してしまいます。

安眠のためには、枕選びも大切だということは、多くの人がご存じでしょう。もしあなたが、十分寝ているのに寝起きが悪い場合、枕が合っていない可能性があります。

ちゃんと枕をして寝たのに、起きたときはいつも枕がはずれている場合も、同じです。一度自分が使っている枕を、見直しておきましょう。

高すぎる枕が姿勢を悪くする

枕の高さには好みもありますが、高すぎる枕は、姿勢を悪くしてしまいます。あお向けに寝ているときに必要なのは、首を支えることで、頭を支える必要はありません。

そのため枕が高いと、首の骨に大きな負担がかかってしまいます。

寝はじめはあお向けでも、睡眠中の姿勢は何度も変わります。横になったときは、あお向けの場合とやや異なり、頭と首の両方を支える高さが必要です。

それを考えると、次にあるような、あお向けにも横向きにも対応できる枕がお

寝返りしやすいのはどっち？

姿勢によい寝具とは、寝返りしやすい寝具。ベッドと布団のどちらが寝返りしやすいか、ちょっと考えてみよう。

ベッド

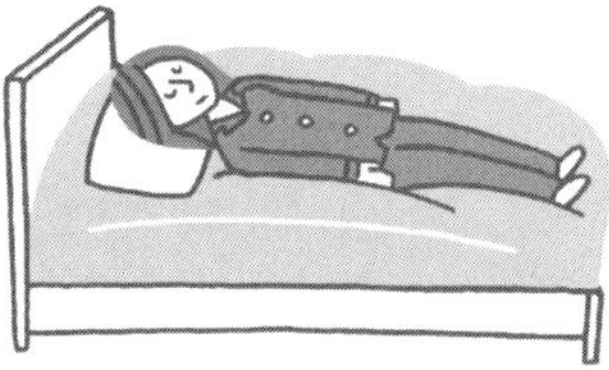

ベッドはやわらかいものが多く、体が沈みこみ、寝返りしにくい。

布団

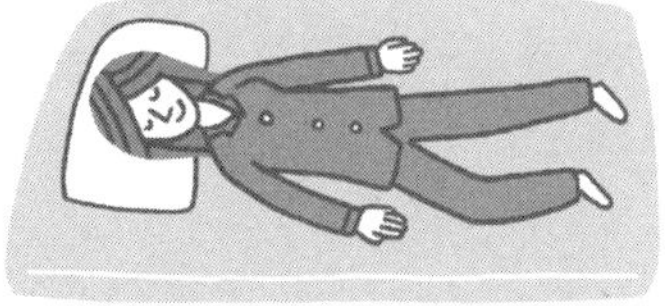

畳や床に布団を敷いて寝ると、体が沈みこまず、寝返りしやすい。

枕は、頭ではなく首を支える構造が理想的

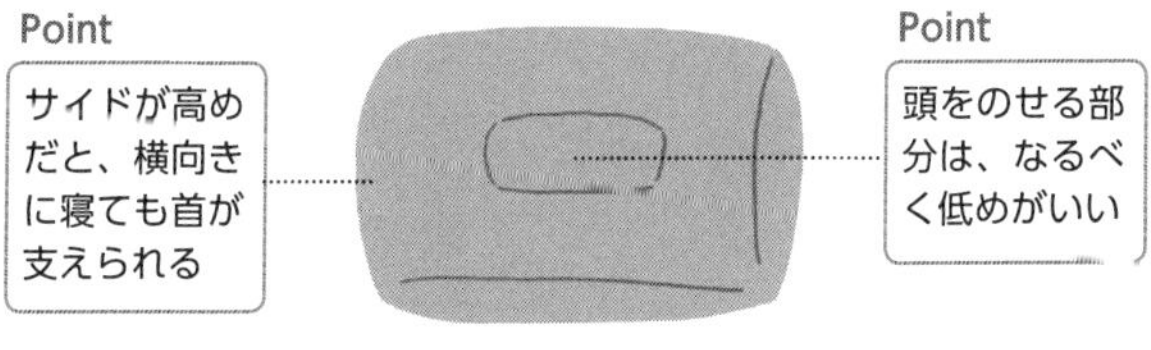
Point
サイドが高めだと、横向きに寝ても首が支えられる
Point
頭をのせる部分は、なるべく低めがいい

すすめです。

あお向けのときは、中央のくぼみに頭がはまる。横向きになったときは、少し高めの左右の土手が、首を支えてくれる。そんな構造が理想です。

枕の重要性に気づき、研究を重ねた結果、オリジナル枕の開発までたどり着きました。仰向けでは首を適切なカーブに優しく支え、横向きでは、頭と首を両サイドで支える、体本来の姿勢で寝るための枕です。

姿勢がいいと深い呼吸が自然にできる

日ごろから、自分の呼吸を意識しているという人は、そう多くないでしょう。

姿勢が悪い人は、肺の圧迫で呼吸が浅くなり、体が慢性的な酸素不足に陥っています。

酸素不足といっても、息苦しいなどの症状が出るわけではありません。

しかし酸素を必要としている約37兆2千億個の細胞は、酸素をほしがってあえいでいます。

酸素を十分にとりこむ深呼吸法

体に酸素を効率よくとりこめる、深呼吸の方法を紹介します。息を吸ったあとで、しばらく呼吸を止めるのがポイントです。

1　めいっぱい息を吸う

姿勢を正し、鼻からゆっくり息を吸う。限界までめいっぱい吸い、何秒かかったかを数えておく。

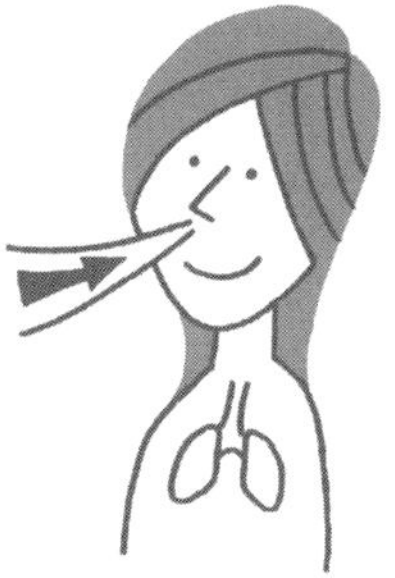

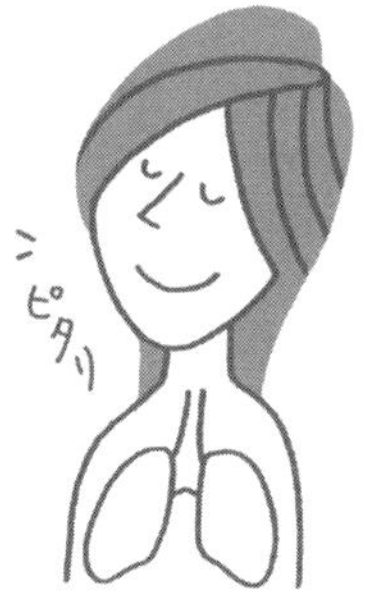

2　息を止める

吸うのにかかった時間の3倍をめやすに、息を止める。このとき、肺で酸素と二酸化炭素が交換される。

3　ゆっくり息を吐く

吸った時間の2倍かけて、口からゆっくり息を吐く。副交感神経が刺激され、リラックス効果が高まる。

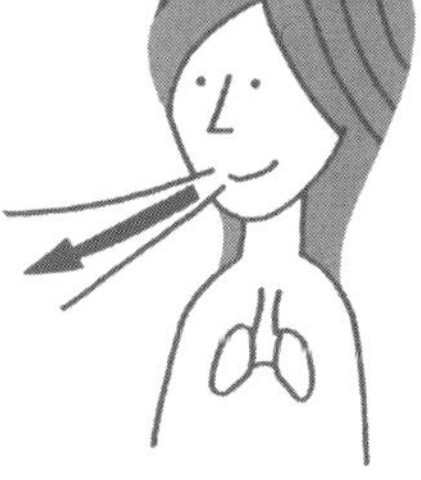

酸素が足りないと細胞が活性を失い、さまざまな不調の原因になるので、できるだけ深く呼吸する必要があります。

姿勢がよくなると、肺の圧迫がなくなり、呼吸が深くなります。酸素が十分にとり入れられ、体が若返るだけでなく、気分的な不調からも解放されます。

通勤中や仕事中に1日1回でも深呼吸する

姿勢を正しただけでも、普段なにげなくおこなっている呼吸が深くなりますが、毎日の生活に、もっと積極的な呼吸をとり入れてみましょう。

深呼吸は、歩きながらでもできます。思いついたときに1日1回でも、P173の方法で酸素をしっかりとりこむことをおすすめします。

なるべくなら、朝の出勤途中の時間がおすすめです。

仕事が煮詰まってきがちな、夕方の時間もいいでしょう。

「あとひと仕事、がんばらないと」というときに、気分をリフレッシュできます。

メニューよりも素材を選ぶ習慣を

「食」という字は「人に良い」と書きます。まずその意識を持って日々の食事をとることが大切です。

食べたもので体はつくられるということを、忘れないでほしいのです。

「昨日、夕食に何を食べましたか？」

そう聞くと、案外多くの人が覚えていないもの。毎日の食事について、あまり意識していない人が多いことの、証拠ではないかと思われます。

「和食を多く食べるようにしている」など、メニュー選びについては、何かしら気をつけている人も多いでしょう。このような意識は、とても大切です。

しかし体をつくっているのは、メニューのもととなる素材ひとつひとつです。素材の質にも、意識を向けてみましょう。

たとえば鶏肉を買う場合、どこでどのように育った鶏肉か、考えたことはありますか？

せまい飼育小屋で、運動もせずに太らされたブロイラーより、広い農場でのびのび育った鶏肉のほうがいいのは、いうまでもありません。産地や生産・飼育過程は、とても重要な要素です。

食材から健康の好循環を生もう

素材にこだわって選ぶようになると、ほかの要素も気になってきます。農薬や添加物、栄養をそこなわない調理法など、考えることはたくさんあります。

それらを少しずつでも考えはじめると、食の知識と意識がどんどん変わってきます。

最近では、健康によい食事のとり方や外食の裏側が、メディアでもひんぱんにとり上げられています。そうした食べ方を、積極的にとり入れてみてもいいでしょう。

どれが正解でどれが間違いか、明確な答えや根拠はありません。

でも実際にやってみると、その食べ方が正しいかどうか、自分の体が教えてくれるはずです。

「今日はこれが食べたいな」と感じるとき、体は、いま必要なものを私たちに確実に伝えています。

体が健康になると、体の声が、きちんと聞こえるようになります。それを大切にして、自分に合った食事法を見つけていけるといいですね。

運動を続ける秘訣は、先に姿勢を変えること

運動が体にいいことを、知らない人はいないでしょう。

でも実際には、一念発起してはじめたものの、長く続かなかったという人が多いのではないでしょうか。

姿勢のよくない人に、運動が苦手な人が多いのは、姿勢が悪いと体の動きに制限がかかるからです。

ですから、姿勢が悪いまま運動習慣をつけようとしても、その努力はあまり報われません。まずは姿勢を正し、効率よく動かせる体をつくることが先決です。

姿勢がよくなり、正しい歩き方、走り方ができるようになると、運動は苦しいものではなく楽しいものであることが、体でわかってきます。

運動習慣がつくと、体を動かすための筋肉も発達してきます。さらに関節の動きもよくなり、運動するのがさらにラクになります。加えて、体を支える筋肉が鍛えられると、正しい姿勢も維持しやすくなります。

姿勢と運動のあいだに、とてもよい循環ができてくるのです。

早めにはじめるほど骨の老化を防げる

あなたは、自分の骨密度を測ったことがありますか？　骨密度が低いと、将来骨折しやすい体になってしまいます。

骨密度というと、「カルシウムをとらなきゃ」と思う人もいるでしょう。でも骨密度を高めたいときには、じつはカルシウムと同じかそれ以上に、運動が重要になってきます。

とくに、若いころによく運動した人ほど、骨密度が高いことがわかっています。

姿勢からはじまる、運動と体の好循環

姿勢をよくして動ける体になると、運動量が増える。すると骨や筋肉の状態がよくなり、正しい姿勢を長く維持するのに役立つ。

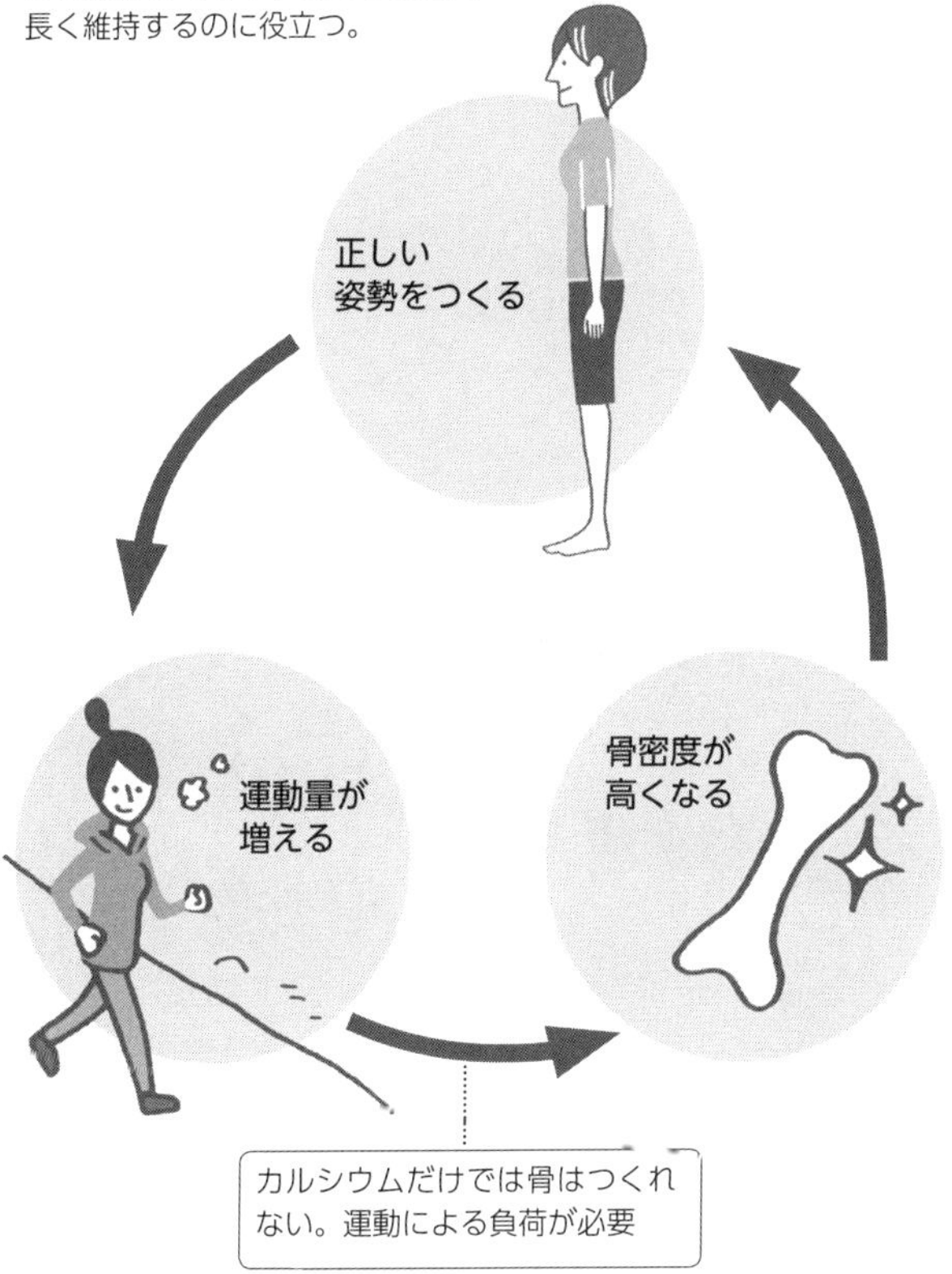
正しい
姿勢をつくる
運動量が
増える
骨密度が
高くなる
カルシウムだけでは骨はつくれ
ない。運動による負荷が必要

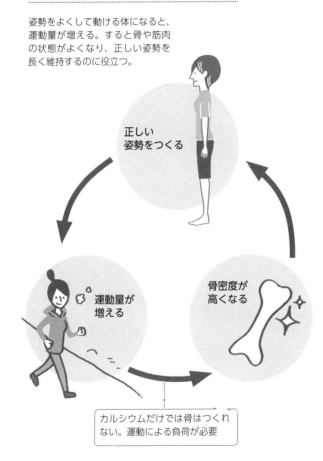

ピークを過ぎれば減っていきますが、歳だからとあきらめることはありません。

少しの運動であっても続けていくことで、骨の老化を防ぐことができます。

昨日より動いたぶんはすべて運動だと考える

特別に時間をつくって運動するのは無理という人も、きっと多いでしょう。運動といっても、かた苦しく考えなくて大丈夫です。

少し遠くのスーパーまで歩いていくことでも、自転車通勤でもいいでしょう。こまめに家事をこなすことでも、十分いい運動になります。

大切なのは運動内容ではなく、日常的に、体を動かす習慣をつけることです。

昨日よりも動いた分は、あなたにとってすべて運動になるのです。

そう考えて、毎日運動できたかどうか振り返ってみてください。

今日は昨日より階段をつかえた！　などの小さな成功を積み重ねていくと、あなたの身体は確実に変化します。

気分と姿勢の関係

「がっくりと肩を落とす」という言葉があります。

気持ちが落ちこむと、両肩が下がり、頭が下に垂れて、いかにも元気のない姿勢になるものです。

このように、姿勢からその人の気分が透けて見えることがあります。姿勢は、気持ちを映す鏡でもあるのです。

最近では〝身体心理学〟という学問で、その関係が科学的に実証されつつあります。

悩みごとを抱えて気持ちがどんよりしていると、体も鉛のように重くなる。とても楽しいことがあると、表情だけでなく、体の動きまで軽やかになる。

誰でも、こんな経験をしたことがあるでしょう。こころと体は、自律神経を介してつながっています。姿勢が悪いと気分にも影響を与え、気分が姿勢も変えてしまいます。

悩みやイライラなどのストレスは、健康を害する〝こころの姿勢〟ともいえます。心身を硬直させるようなストレスをできるだけ避け、柔軟なこころと体を保つことが、健康維持にはとても大切です。

イライラしたら、一度背すじを伸ばしてみる

いつもどなっている、あなたの上司の姿を思い出してみてください。肩が上がって、背中がもり上がっていませんか？

気分が落ちこんだときと反対に、怒っているときは、肩に力が入るものです。肩や背中の筋肉がはげしく緊張して、怒り肩になります。心がガチガチだと、体もガチガチになるんですね。

嫌なことや怒りたくなる場面はたくさんあるでしょう。

そんなときは、一度背すじを伸ばしてみてください。そうやってもう一度考えてみると、見え方が変わります。

ものごとを前向きにとらえるか後ろ向きにとらえるかは、自分自身の選択です。

だとしたら、後ろ向きにとらえて憂うつな気分で過ごすより、前向きにとらえて明るく過ごしたほうが、自分のためになると思いませんか？

何より大事な自分の健康を守るために、少しだけ、ものごとのとらえかたを変えてみるのも、大切なことだと思います。

よい人間関係やよい仕事は、正しい姿勢があってこそ。何かにいき詰まったときには、まず姿勢を変えてみましょう。

姿勢が変わると、自分のやりたいことが見えてくる

何万人と見てきたクライアントの多くが、姿勢を変えて劇的に人生を好転させています。なぜ、姿勢を変えただけで人生が変わってしまうのでしょう。

40歳女性のとあるクライアントは、ここ5年ほどぬけない慢性疲労に悩まされていました。

外資系の会社で働いている彼女は、まさにキャリアウーマン。体調不良を抱えてからは、休日は意識してしっかりと体を休ませていました。

しかし、病院や整体などを転々としても一向に症状はよくなりません。体調に悩んで5年めにようやく私のもとへにやってきた彼女は、当初は半信半疑だったようです。

そんな彼女でも、治療を進めるにつれて、日々の体調の変化を感じ始めます。それにともない、彼女は、意外なことに気づきだしました。

「自分がやりたくない仕事をしている」

ばりばり働いていた優等生な彼女は、自分がやっていて本当に楽しいことは、仕事ではなかったのだという結論にいたったのです。

「そもそも何のために、仕事をしているのですか」

私がそこで問いかけたのは、こんな根本的な質問でした。

心と体が悲鳴をあげているのに、睡眠よりも仕事を優先する理由はなんなのでしょう。

健康は、人生のすべてに影響します。つまり、**健康は人生の外枠をつくってい**

るのです。一方で、仕事が人生に占める割合は一部分にすぎません。

そのたった一部分が原因で、外枠である健康をつぶしてしまうのは、おかしいことなのです。

自分でそれに気づいてから、無理な残業や睡眠時間を削ってまで仕事をしない生活に変わりました。

その結果体調がよくなり、昔好きだった山登りをまた始めるようになりました。最終的には仕事をやめて、自分の好きな道に進むこととなった彼女ですが、その顔は以前よりずっと生き生きと、幸せそうです。

体を見直す時間は、人生を見直す時間

体調不良の原因が仕事であるというかたは大勢います。嫌々やる仕事中の姿勢は当然悪くなり、それが不調につながります。

ストレッチなどで身体と向き合う時間を日常的に持てば、「今日は体がやわらかいな」「今日は少しかたいかな」と気づくことができます。

大切なのは、なぜ今日はいつもと体がちがうのかを考えること。嫌な仕事があったのか、苦手な人と会ったのか、誰かとけんかをしてしまったのか。

そんなふうに**体を見直す時間は、自分の人生を見直す時間でもあるのです。**

今の学校教育では、健康に対する高い意識を持つような指導はまだまだ足りていないように思います。

その結果、自分の不調をそのままにしてしまう人があまりにも多いのです。

不調は取り除くことができる。

そのことを知らずに多くの人が、不調とともに生きているのが現実です。

たくさんのクライアントに出会って、「**健康でいるために大切なことは〝毎日の姿勢〟である**」ということを改めて伝えたいのです。

「疲れない」
姿勢づくりのための

TO DO LIST 36

まずは姿勢に対する意識をもつ

1 □ 高校時代の体の感覚を思い出してみる

2 □ 「姿勢テスト」で自分の体に向き合ってみる

3 □ 自分の姿勢を崩す「犯人」をさがす

4 □ 頭を下に向けた姿勢を長く続けない

5 □ 1日1回たったひとつ、自分が気持ちいいと感じるストレッチをしてみる

6 □ 昨日よりも動いたぶんは、すべて運動だと考える

7 □ だから、毎日運動をする！

8 □ 座椅子は今すぐ捨てる

9 □ スマホも本も、目の高さにあげる

デスクワークの肩こり腰痛は、姿勢で解決する

1 □ 背伸びをすれば、正しい姿勢は一瞬でつくれる

2 □ 自然と背筋が伸びる環境をつくれば、デスクワークも怖くない

3 □ パソコンのモニターを目の高さに合わせれば、肩こりが改善する

4 □ ノートパソコンは、外づけのキーボードとマウスを使う

5 □ 背中と背もたれに隙間を作らない

6 □ 座るときは深く腰かけ、耳の後ろを上に引き上げる

7 □ 仕事中、１時間に一度は席を立って姿勢を変える

8 □ 足を組みたいときは、足首だけをクロスさせる

9 □ ソファで休むなら、「思いっきり」もたれる

10 □ 新幹線、カフェのテーブル、出張先のホテルなどではパソコンを使わない

11 □ １日１回の正座は最高のストレッチ

12 □ 帰宅後に背すじを伸ばして座る気力すらわかないときは、すぐに布団に入って寝てしまう

立ち仕事の疲れも姿勢が左右する

1 □ 背伸びで正しい姿勢になれば、足裏の3点に均等に体重がかかる

2 □ 理想はリュック。バッグを使うならときどき左右で持ち替える

3 □ 重い荷物はキャリーバッグを使う

4 □ 筋力ではなく、「反射」で歩く

5 □ 歩くときは、全身を一直線にして、前に傾ける

6 □ 靴底の曲がりやすさはやっぱり大切

7 □ ハイヒールは、正しく使えば脚を美しく見せてくれる優れもの

8 □ 「はき替える」をうまく使えば、難易度の高い靴もOK

姿勢＋αでいつまでもラクな体でいられる

1 □ ちょうどよい睡眠は7時間30分

2 □ 畳や床の上に布団を敷いて寝れば、寝返りで「若返りストレッチ」

3 □ 枕は首と床のすき間を埋めるだけでいい

4 □ 通勤中や仕事中に1日1回でも深呼吸する

5 □ メニューよりも素材を選ぶ習慣をつける

6 □ イライラしたら、一度背すじを伸ばして考えてみる

7 □ 体と向き合う時間は、人生と向き合う時間

著　者

仲野孝明（なかのたかあき）

姿勢治療家®。仲野整體東京青山院長。柔道整復師。柔道整復師認定スポーツトレーナー。介護予防運動指導員。
1973年三重県生まれ。180万人以上の患者数と二度の藍綬褒章受章を誇る、大正15年創業の仲野整體の4代目に生まれ、自身もこれまで0歳から108歳まで15万人以上の患者を治療する。
そのなかで、姿勢の極意は「背伸び」にあり、誰でも正しい姿勢になれることに気づく。正しい姿勢をトライアスロンにも応用し、「かなづち」だったにも関わらず、たった半年の練習でトライアスロンを完走したのち、アイアンマンレースを走破。2016年にはサハラ砂漠マラソン257kmの挑戦を成功させるなど、自身の体を使って姿勢の可能性を探究し続けている。著者の人柄や独特の治療法が話題となり、メディアにも多数掲載され注目を浴びている。

カバーフォーマットデザイン　志村謙（Banana Grove Studio）
カバーイラスト　新井博之
本文イラスト　村山宇希
本文デザイン　Lush!

本書は、『1日1分で変わる！　老いない体のつくり方』（2012年11月／小社刊）に加筆・修正の上、文庫化したものです。

一生《いっしょう》「疲《つか》れない」姿勢《しせい》のつくり方《かた》

2016年5月26日　初版第1刷発行

編著者………………仲野孝明
発行者………………岩野裕一
発行所………………実業之日本社
〒104-8233　東京都中央区京橋3-7-5 京橋スクエア
電話（編集）03-3562-4041　（販売）03-3535-4441
http://www.j-n.co.jp/
印刷所………………大日本印刷株式会社
製本所………………大日本印刷株式会社

ISBN978-4-408-45668-3（学芸）